Puja
Angelika
Büche

Lass
dich nicht
ver-rückt
machen

Lass dich nicht ver-rückt machen

Ein Mutmachbuch zum Thema Schizophrenie für Betroffene, Angehörige und Helfende

von Puja Angelika Büche

www.edition-assemblage.de

ISBN 978-3-96042-038-5

Lektorat & Satz: Alma (Edition Assemblage)

Cover: Carina (Edition Assemblage) & Tina Schönewald

Druck: Interpress Budapest | Printed in Hungary 2018

Inhalt

Teil Drei:

Teil Eins:

Vorwort

Sie haben eine Form von Schizophrenie."
Der Satz des Arztes ließ mich zusammenzucken und Scham stieg in mir auf. "Das war es also", dachte ich "Du bist jetzt offiziell eine ´Ver-rückte´. Dein Leben wie du es kanntest ist vorbei."

Was machst du, wenn du dich als junger Mensch plötzlich in einer geschlossenen Abteilung der Psychiatrie wieder findest? Du fragst vielleicht nach der Prognose. Dann wird dir erklärt, Erkrankungen aus dem schizophrenen Formenkreis seien in den meisten Fällen nicht komplett heilbar. Die Medikamente, die dich müde und lustlos machen und von denen sich dein Körper verändert, sollst du dauerhaft einnehmen.

Deine Verwandten legen dir nahe, einen Behindertenausweis zu beantragen und deine Freunde verzweifeln, weil sie nicht wissen, ob du jemals als die ihnen vertraute Person zu ihnen zurückkehren wirst.
Du fürchtest dich davor, der Uni oder deinem Arbeitgeber den Grund für dein Fehlen erklären zu müssen. Oder bist du sowieso gefeuert?

Ich habe dieses Buch geschrieben, um dir die Panik zu nehmen und anhand meiner Geschichte zu zeigen, das ein glückliches Leben auch möglich ist, wenn du mit einer Form von Schizophrenie lebst und nicht zu den Wenigen gehörst, bei denen es bei nur einer psychotischen Episode bleibt.
Triggerwarnung: In den ersten beiden Kapiteln, die meine Krankenhausaufenthalte zum Inhalt haben, gibt es einige Stellen, die suizi-

dale und selbstverletzende Handlungen beschreiben. Wenn du diese nicht lesen möchtest, kannst du lieber in Kapitel Drei beginnen.

Zwei Szenen in denen meine Behandler*innen sich untereinander austauschen. Habe ich nicht selbst miterlebt. Sie entsprechen meiner Vorstellung von dem, was hinter der geschlossen Tür des Schwesternzimmers hätte stattfinden können.

Die meisten Namen, und einige persönliche Eigenschaften und Begebenheiten wurden aus Rücksicht auf die reale Person geändert. Auch die direkten Dialoge konnten nur aus meiner Erinnerung rekonstruiert werden und sind inhaltlich, aber nicht wörtlich korrekt.

Kapitel Eins - Der Sprung

"Du bist das Tier!", brüllten die Priester. "Sucht sie, sie ist gefährlich!" donnerten sie.
Ich fühlte mich aus tiefster Seele schuldig, durch und durch böse. Trotzdem zögerte ich noch. Wie ein fernes Pfeifen hörte ich eine Frauenstimme zustimmen: "Keiner wird dich deswegen verurteilen, es ist wirklich das Beste!"
Stundenlang war ich durch die Nacht gelaufen und stand jetzt auf der Brücke an der Kölner Universität. Ich sah auf die Straße unter mir, dann nach links und rechts. Es fuhren nur noch wenige Autos und auch um mich herum sah ich keinen einzigen Menschen.

Vorsichtig setzte ich einen Fuß über die Brüstung. Meine Gedanken gellten für alle hörbar durch die Stadt.

Es soll jetzt schnell gehen, sagte ich mir und zog auch das andere Bein über das Geländer. Dann holte ich tief Luft, schloss die Augen und ließ mich fallen.

Über mir blinkten die Lichter eines Krankenwagens und an meiner Seite kniete eine junge Polizistin im Nieselregen.
Sobald ich begriff, dass ich noch am Leben war, griff ich nach der Pistole, die die Polizistin an der Hüfte trug. Sie reagierte blitzschnell, indem sie sich auf meine Oberschenkel kniete und mir die Arme festhielt. Zwei Sanitäter kamen hinzu, hoben meinen Körper vorsichtig auf ein Luftkissen, schnallten mich fest und rasten los.

Ich presste die Augen zu. Während mich Schwestern und Ärzte röntgten und untersuchten, blieb ich stumm, blind und verwirrt. Es dauerte nicht lange und ich lag erneut in einem Krankenwagen. Dann spürte ich eine Injektion und verlor wieder das Bewusstsein.

Als ich aufwachte, bemerkte ich, dass ich in einem Krankenhausbett lag. Das Bett stand mitten im Flur und ich begriff auch gleich warum: ich stank.

In den letzten Tagen hatte ich voller Angst in meiner kleinen Studentenwohnung gehockt und mit einer seltsamen Faszination den Stimmen gelauscht, die seit kurzem aus dem Nichts zu mir sprachen: "Bade lieber nicht, du wirst vergiftet", hatten sie freundlich gewispert oder: "Leg dich auf die Wiese am Teich im Klettenberg-Park, dann wirst du ganz friedlich sterben können". Wenn ich vor Angst zum Telefon griff, hatten sie geschrien: "Nein! Du darfst mit niemandem darüber sprechen!"

Es war Hochsommer und ich war froh als, gleich nachdem ich aufgewacht war, zwei Krankenschwestern kamen und mich in einem Rollstuhl zur Dusche fuhren. Sie zogen mich vorsichtig aus und ich blickte erstaunt an meinem Körper hinunter.
Erst jetzt, als ich nackt dastand, bemerkte ich, dass meine Rippen unter meiner Haut hervorragten. Wann hatte ich zum letzten Mal etwas gegessen? An den Oberschenkeln hatte ich zwei gro-

ße Blutergüsse und ich sah, dass meine Füsse, die ich erst jetzt schmerzhaft spürte, ebenfalls dunkelblau und stark geschwollen waren. Vorsichtig wurde ich gesäubert und bekam frische Kleidung, die nicht mir gehörte, aber glücklicherweise gut passte.

Zur Beobachtung legten sie mich in ein kleines Zimmer, das mit einem Fenster zum Flur versehen war. Ab und zu bewegte sich der kleine Vorhang am Fenster und ich sah das Gesicht einer Schwester. Dankbar legte ich mich in die frische Bettwäsche zurück und fühlte mich zum ersten Mal seit Wochen sicher und beschützt.

Am nächsten Tag kam eine kräftige Schwester zu mir und forderte mich auf, meine Familie anzurufen, da das Krankenhaus einen Nachweis über meine Krankenversicherung brauchte. Nach kurzem vergeblichen Protest nahm ich den Hörer des Telefons im Speisesaal und wählte die bekannte Nummer.
"Hallo Mutti", begann ich,
"ich bin von einer Brücke gesprungen und im Krankenhaus gelandet. Könnt ihr kommen? Die brauchen Informationen zu meiner Krankenversicherung und ich ein paar Kleider aus meiner Wohnung."
"Ich kann nicht zu dir fahren, ich räume gerade die Wohnung einer Freundin aus, die gestorben ist. Du kannst dir nicht vorstellen, wie viel Zeug hier lagert. Brauchst du Wollsocken? Sie hat ganz viele hinterlassen."
"Was soll ich wegen der Versicherung sagen?"
"Wir kommen, sobald wir können", versprach meine Mutter. Damit musste sich die mithörende Schwester zufrieden geben.

Eine Schwesternschülerin schob meinen Rollstuhl in ein Behandlungszimmer. Dort saßen mit dem Arzt noch zwei Männer, die ich nicht zuordnen konnte.
"Wie sind sie von der Brücke gesprungen? Können Sie uns das beschreiben?" fragte der Arzt etwas unsicher.

Ich schilderte den Verlauf, so gut ich konnte.
“Was denken Sie, wie hoch die Brücke an der Universität ist?” fragte einer der unbekannten Männer.
“Knapp acht Meter”, schätzte ich.
“Hat Sie jemand gesehen?” fragte der Arzt
“Ich glaube nicht”.
“Woher haben sie die Hämatome an den Oberschenkeln?”
Ich war ratlos.
Die Männer tuschelten kurz untereinander. Dann sprach mich der Mann neben dem Arzt an:
“Wäre es in Ordnung für sie wenn Sie erstmal 6 Wochen hier bleiben und sich auskurieren? Wir machen uns Sorgen um Sie.”
Ich stimmte zu, nicht wissend, dass dies eine richterliche Zwangseinweisung zur Unterbringung in der geschlossenen Psychiatrie gewesen war.

Während der nächsten Tage glitt ich von einer Wirklichkeit in die andere.
“Wir geben Ihnen erst einmal ein Beruhigungsmittel und etwas zum Schlafen”,
hatte der Chefarzt bei der ersten Visite erklärt.
Trotzdem fiel ich immer wieder in die quälende Realität der flüsternden und drohenden Stimmen zurück. Dann schloss ich die Augen, saß vor Angst regungslos da und hörte auf zu sprechen. Die Stimmen befahlen es mir so.
“Wir denken Sie haben eine Pseudoneurose”, stellte der Assistenzarzt einige Tage später fest. “Wir schicken sie aber nochmal zum CT ins Haupthaus.”Für mich klang das Wort Pseudoneurose beunruhigend nach einer eingebildeten Krankheit. Allein auf dem Weg durch das Krankenhausgelände öffnete ich die mir mitgegebene Akte und entdeckte auf dem Deckblatt die rot angemerkte Frage: “Hirntumor?”
Ich erschrak, sprach aber mit niemanden darüber und ließ das CT ruhig über mich ergehen. Erst bei meiner Rückkehr

auf die Station spürte ich plötzlich eine starke Übelkeit in mir aufsteigen, stürzte ins nächste Bad und erbrach mich über der Toilette.

Unter den Patientinnen der geschlossenen Station waren noch andere, die versucht hatten, ihrem Leben ein Ende zu setzen. Wenn ich im Flur vor den Arztzimmern mit ihnen zusammensaß, schien es mir, als gäbe es eine unausgesprochene Hierarchie unter den suizidalen Frauen. Ohne Zweifel hatte Bettina den höchsten Rang, sie sprach kaum und war gewalttätig. Alle hatten sie schon Tische aus dem Speisesaal werfen sehen. Es hatte dann mehrere Pfleger gebraucht um sie ruhig zu stellen.
Sie nutzte auf der Station jede Möglichkeit sich selbst zu verletzen, und brachte sogar die energische Stationsärztin zum Weinen, weil sie so zart und liebevoll Klavier spielte und doch diese heftigen Schübe von Selbsthass hatte, die durch keine therapeutische Behandlung zu stoppen waren.

Bettina ritzte sich mit Glasscherben blutige Kreuze in die Handgelenke, zündete Vorhänge an und schluckte Batterien.
In solchen Situationen wurde sie an ihrem Bett fixiert. Dort lag sie dann für alle sichtbar mit Ledergurten um Taille und Handgelenke. Wir bewunderten sie wie eine tragische Heldin.

Eine junge Frau hatte Toilettenreiniger getrunken und ich fragte mich verstört, warum sie noch am Leben war. Ihre Stimme, der man die Verätzung nicht mehr anhörte, hatte Gewicht.
Mit meinem Brückensprung lag ich im Mittelfeld, während die schmächtige ältere Dame, die versucht hatte, sich mit Schlaftabletten umzubringen, kaum Beachtung fand.

Die Musik kam aus dem Fernsehzimmer. Ich erkannte das Lied sofort. “Noch ein Leben” von Pur.
Bettina lag auf dem fleckigen Ledersofa, hörte eine ihrer Lieblings-Kassetten.

Ich setzte mich in einen Sessel. Ohne zu sprechen oder uns anzusehen hörten wir zu:

“Ein kalter Schauer fährt mir durch die Haut
aus dem Gedächtnis nicht gelöscht.
Warum in jener Nacht, was hast du nur gedacht?
Was hat die Zweifel weggewischt?
Die tiefe Traurigkeit in dir
dafür fehlte das Gespür...
hab ich, ganz anders als dein Lächeln,
im Trubel übersehen.

‘Drachen sollen fliegen’
war dein Lieblingslied.
Und in jener Nacht hast du es wahr gemacht
und bist los geflogen
aus dem dreizehnten Stock!...

Ich wünsch dir noch ein Leben.
Noch ein Leben
mit einer fairen Chance!...”

In diesem Moment im staubigen Fernsehzimmer verstand ich das Lied und wünschte mir, jemand würde so um mich trauern. Das hätte nämlich bedeutet, dass ich Menschen hätte, die mich lieben und vermissen würden.

In diesen ersten Wochen im Krankenhaus spürte ich eine seltsame Verbundenheit mit Bettina. Ich kannte den rohen Schmerz, der sie dazu trieb Tische zu werfen oder die Stirn gegen die Wand zu schlagen. Und auch ich sah damals in einer Glühbirne nur eine Waffe gegen die eigenen Handgelenke.

Die Stationsärztin zerrte an meinem Arm. Es war Zeit für die wöchentliche Gruppentherapie und sie konnte nicht wissen,

dass meine Stimmen mich mit ihrem hasserfüllten Gebrüll mich gefangen hielten:
“Geh nicht mit. Mit den Frauen hier hast du nichts gemein. Stirb endlich, Tier!”

Ich mochte die Stationsärztin und erinnerte mich gut daran, wie sich eines Nachts, als ich weinend und voller Angst zusammengekrümmt in meinem Bett gelegen hatte, die Tür öffnete, sie sich neben mich setzte und mir über den Kopf strich. “Das geht vorbei”, sagte sie und ließ ihre Hand auf meinem Kopf liegen. “Sprechen Sie mit uns, dann können wir ihnen helfen”.
“Halt dein übles Maul! Kein Wort zu ihr!” kommentierte eine boshafte Stimme in meinem Kopf.

Die Ärztin hatte etwas Warmes, Vertrautes. Ganz sicher hatte sie schon lange Dienstschluss gehabt und war trotzdem nicht an dem leisen Geräusch hinter der Tür vorbei gegangen. Ich sehnte mich danach mich auszusprechen, hatte aber panische Angst vor den donnernden Stimmen, die mich wissen ließen, das sie mich für jegliche Indiskretion furchtbar bestrafen würden.

Jetzt zog sie mich in den Gruppenraum. Das Zimmer war sonnenhell und entsprach nicht meiner inneren Verfassung. Ich verstand noch nicht einmal worüber gesprochen wurde, weil ich mich nicht auf meine Ohren und ihre Wahrnehmung konzentrieren konnte.
Ich empfing zwar die akustischen Reize, war aber in der Hölle meiner inneren Stimmen so gefangen, dass sich meine ganze Aufmerksamkeit auf die Befehle und Anschuldigungen richtete. “ Verzieh dich in dein Zimmer. Du schadest diesen Frauen!”
“Die Stimmen sind sicher keine Krankheit”, dachte ich. Vielmehr vermutete ich, dass ich dabei war, meinen Körper zu verlassen und zu sterben. Das musste die Erklärung für meinen seltsamen, hellhörigen Zustand sein.

Meine Stimme hörte sich für mich ganz fern an, als wäre sie von einem Tonband aufgezeichnet. Ich konnte meine Füße kaum spüren und in meiner Wahrnehmung zog sich alles Leben langsam von unten nach oben aus meinem Körper.

In dieser Nacht lag ich wach und sank tiefer und tiefer in eine Wahnvorstellung in der ich die Schuld daran trug, dass die Welt in einem fürchterlichen Inferno unterging. Ich nahm alle Geräusche als bedrohlich wahr und die Lichter der Klinikgebäude und Straßen vor dem Fenster schienen eine beängstigend intensive Kraft zu haben.

Panisch sprang ich aus dem Bett und rannte ins angrenzende Badezimmer. Eine Stimme in meinem Inneren befahl mir barsch, mich mit Körperlotion einzureiben. Dies sollte mich gegen die tödlichen Energien schützen und mich vor der Katastrophe bewahren.

Ich stellte mich in die Dusche und begann, mich hektisch mit Wasser und Lotion einzureiben. Dass die anderen Patientinnen in unserem Zimmer unruhig wurden und genervt nach der Schwester riefen merkte ich nicht.

Die Tür zum Bad ging auf und meine Lieblingsschwester kam hereingestürzt. Und obwohl sie schimpfte, ebbte meine Angst schon allein durch ihre Anwesenheit etwas ab. Ich wehrte mich nur wenig, als sie mich abrieb, das Chaos aus Wasser und Creme beseitigte und mich zu einem unbelegten Patientenzimmer führte. Das sie mich recht unsanft am Ellenbogen zog, mir leise schimpfend ein Medikament einflößte und mich ins Bett brachte, empfand ich nicht als unfreundlich. Innerlich ruhiger fiel ich in einen tröstlichen Schlaf.

Die Kunsttherapie fand in einem Nebengebäude statt und ich ließ mich bereitwillig von der Praktikantin dorthin bringen.

Das Atelier war ein winziger Raum mit zwei Tischen, in dem immer eine Duftkerze brannte.
Wie beim letzten Mal wählte ich Aquarellfarben und setzte mich damit an einen der Tische. Ohne zu denken, malte ich zwei aneinander grenzende Farbflächen in rot und blau.
Nach einer Weile setzte sich die Kunsttherapeutin zu mir. "Ich sage eigentlich selten etwas über die Bilder", begann sie, "ich lasse die Patientinnen lieber selber über ihre Arbeiten sprechen, aber darf ich sie etwas zu den Farben fragen?"
Ich blieb stumm, hörte ihr aber aufmerksam zu.
"Dieses Rot hat ein bisschen die Qualität von Blut, was meinen Sie?"
Ich fühlte, wie ich begann zu hoffen, dass diese Frau mich verstehen würde, ohne dass ich ihr von der beängstigenden Welt erzählen musste, in der ich mich gerade befand, gefangen und zum Schweigen verdammt. Die Therapeutin sagte leise: "In dem Blau sehe ich etwas Unendliches. Weite, Frieden..."
Ich begann zu weinen. Das besessene Tier, welches einmal Angelika gewesen war, hatte dieses Bild gemalt. Wenn die Therapeutin darin neben dem blutigen Leiden noch etwas Positives sah, konnte das bedeuten, dass ich im Kern nicht schuldig war? Konnte ein böses Wesen etwas malen in dem jemand Frieden und Weite sah?

Die Kaffeemaschine machte leise zischende Geräusche und roch nach schlechtem Kaffee. Trotzdem griffen Ärzte und Schwestern eifrig zu.
"Kommen wir zu Frau Büche, Angelika", sagte die Oberschwester und blätterte zur nächsten Seite der Patientenakte weiter.
"Das CT war unauffällig" sagte der Assistenzarzt. "Sie hat keinen Tumor. Aber in Ordnung ist sie nicht. Wenn ich sie sehe, sitzt sie eigentlich nur im Flur herum. Arztgespräche und die Chefarztvisite verweigert sie. Sie geht einfach aus dem Zim-

mer wenn die Visite beginnt", er musste gegen seinen Willen lachen.
"Und sie hat Angst", bemerkte die Stationsärztin. "Sie könnte doch eine Form von psychotischem Erleben haben. Lasst uns mal eine kleine Dosis Neuroleptika ansetzen."
"Was geben wir ihr?" Genervt griff die Oberschwester nach dem Kugelschreiber. Sie konnte Frau Büche mit ihrem nervigen Verhalten nicht ausstehen. Eine Musikerin halt, die wollte doch nur Aufmerksamkeit!
"Gib ihr eine kleine Dosis Fluanxol, und nachts weiter das Rohypnol. Tavor nach Bedarf, wenn sie Angst hat, dann schauen wir weiter." Die Stationsärztin griff nach ihrem Mantel, um ins Haupthaus zu gehen. "Und macht mal einen Spaziergang mit ihr, wenn ihr Zeit habt."

Es war wieder Nacht. "Stirb!" brüllte mich eine Stimme an. Folgsam stand ich auf und sah mich im halbdunklen Zimmer um. Womit konnte ich mich töten?
Mein Blick fiel auf das Kabel meines CD Players auf meinem Nachttisch. Ich griff danach und schlich in das angrenzende Badezimmer.
Über dem stets verschlossenen Fenster konnte ich das Kabel an einem Haken befestigen. Doch als ich versuchte, es um meinen Hals zu legen merkte ich, dass es zu kurz und zu dünn war um als Seil zu funktionieren. Es riss sofort. Ein kurzes Gefühl der Erleichterung stieg in mir auf, wurde aber sofort durch die Schreie in meinem Kopf übertönt:
"Verflucht! Noch nicht einmal erhängen kannst du dich! Du musst sterben. Solange du am Leben bist, bedeutet das Elend und Schmerz für deine Umgebung. Sie wollen dir helfen. Aber nur du kannst hier helfen. Stirb!"
Mit dem zerrissenen Kabel schlich ich zurück in mein Bett, voller Scham und Ekel vor mir selbst.

Eines Nachmittags sah ich, wie eine mir bekannte Pfarrerin das Gebäude betrat um mich zu besuchen. Die zierliche ältere Dame mit der weißen Strickjacke gehörte in eine andere Welt. Hier am Schauplatz der höllischen Albträume hatte sie nichts verloren.
Als die Pfarrerin auf mich zukam, lief ich zu ihr und fragte: "Können Sie mir eine Pistole beschaffen?"
Es war nicht so sehr mein eigener Wunsch zu sterben. Vielmehr bot ich der Welt des Guten, die die Pfarrerin für mich verkörperte, meinen endgültigen Rückzug an.
Die weißhaarige Frau schien die Dringlichkeit meines Todes nicht zu verstehen, ihr Gesicht drückte Verwirrung und Schrecken aus. Das wiederum machte mich ungeduldig.

Wir liefen nebeneinander durch den Flur. Auf und ab. Und während die Pfarrerin auf einen klaren Moment hoffte, bat und bettelte ich um die Waffe.
Eine Pistole, deren Einsatz die Welt, die durch meine bloße Existenz ins Ungleichgewicht geraten war, wieder ins Gleichgewicht bringen sollte.

Die Kunsttherapeutin hatte alle Bilder von Frau Büche zusammengesucht und stellte sie den Ärzten vor. Auch die Tonskulptur eines Männerkopfes gehörte dazu. "Frau Büche wollte diesen Männerkopf nicht in ihrem Zimmer haben, er scheint sie zu beängstigen", begann sie. Die Stationsärztin hob eine Augenbraue und bemerkte: "Sieht ein bisschen aus wie das Gesicht ihres Stiefvaters ..."
"Frau Büche spricht auch bei mir kaum", erklärte die Kunsttherapeutin "sie reagiert aber ausgesprochen stark auf meine Interpretationsversuche. Hier, dieses Bild habe ich mit ihr besprochen," sie hob ein Bild mit farbigen Wolkenstrukturen und darüber gezeichneten Tuschelinien hoch, damit alle es sehen konnten.
"Ich finde trotz der chaotischen Farben hat das Bild noch eine Struktur. Es wird durch die schwarze Tusche zusammengehalten."
"Was bedeutet das?", fragte der Assistenzarzt. "Kann man irgendwelche Rückschlüsse auf den Zustand von Frau Büche ziehen?"

“Ich sehe sie jetzt seit einigen Wochen und würde sagen, sie ist nur teilweise wahnhaft. Irgendetwas hält sie noch zusammen. Dieses Bild mit den Tuschelinien ist etwas wie eine Landkarte, eine Wegbeschreibung für Frau Büche.”

“Vielleicht ist sie ja Borderlinerin”, vermutete die Assistenzärztin,
“den Eindruck kriegt man manchmal wenn sie so ihre Spielchen mit uns spielt. Neulich hat sie mich zu sich gerufen und wollte dann nicht das ich sie ansehe, ich bin dann wieder gegangen.”
Die Stationsärztin wiedersprach:
“ Ich habe eher den Eindruck, dass Frau Büche von psychotischen Ängsten gesteuert wird. Lasst uns die Neuroleptika erhöhen und schauen, dass sie nachts zur Ruhe kommt. Die Nachtwache sagt, sie findet Frau Büche oft im Flur, halb ausgezogen und völlig verängstigt. Wir geben ihr mehr zur Nacht und schauen, das sie etwas zur Ruhe kommt.”

Eines Abends saß ich mit meiner Schulfreundin Dani auf einer Bank im Flur des Haupthauses. Sie hatte die Beine angezogen und die Füße vor sich auf die Bank gestellt. In den Händen hielt sie einen heißen Kaffeebecher.
“Warum hast du das gemacht, was ist passiert?” fragte sie leise und sah zu mir herüber.
Ich wusste nicht, wie ich ihr erklären konnte, was ich erlebt hatte. Zu weit hatten sich unsere Welten von einander entfernt. Nur den Wunsch, sterben zu wollen, konnte ich ausdrücken.
Traurig und ernst sah Dani mich an. Dann begann sie von ihrem Studienaufenthalt in Russland zu erzählen. Sie malte sich aus, wie sie mich nach Moskau mitnehmen und wie dort alles irgendwie gut werden würde. wir hätten ja uns.
Es war tröstlich, Pläne zu schmieden, wie wir es schon als Schülerinnen getan hatten. Natürlich wussten wir, dass ich das Gelände nicht würde verlassen können. Aber dieses Wissen zu ignorieren und uns eine eigene Realität zu erschaffen, in der

unsere Freundschaft das einzige war, was zählte, half uns, die schreckliche Wahrheit auszuhalten.

“Heute ist offenes Atelier im Altbau, Frau Büche” sagte die Schwester und schloss die doppelten Sicherheitstüren der Station auf. Ich hatte mich an dieses Ritual des Gehens durch Türen gewöhnt. Sobald ich vor eine Tür trat, blieb ich automatisch stehen und wartete darauf, dass die Mitarbeiter*innen der Klinik ihren Schlüsselbund aus der Tasche holten und die Tür öffneten. Selbst die Badewanne befand sich hinter solch einer verschlossenen Tür.
Mit der Schwester trat ich in die kühle Herbstluft.

Im offenen Atelier konnten sich interessierte Patientinnen einmal wöchentlich zum Malen treffen. Hier gab es die Möglichkeit, auf großen Leinwänden zu arbeiten und verschiedene Techniken auszuprobieren. Die Kunsttherapeutin hatte mich motiviert, an der Gruppe teilzunehmen.

Jetzt betrat ich den Raum und begann meine Materialien zusammenzusuchen, um an einem Ölbild weiter zu arbeiten. Doch schon nach wenigen Minuten machte ich eine Pause und schaute aus dem Fenster. Plötzlich wollte ich nichts mehr, als draußen sein. Allein.
Ich verließ unauffällig den Raum, als wolle ich zur Toilette gehen, ging die Treppe des Gebäudes herunter und verließ das Klinikgelände. Ich verschwendete keinen Gedanken daran, dass mir sofort jeglicher Ausgang gestrichen werden würde. Und ich dachte nicht an die freundliche Kunsttherapeutin, die sich würde rechtfertigen müssen.
Ich stieg in die Straßenbahn ohne ein Ticket zu lösen und ließ mich auf einen Sitz fallen. Das Gefühl der Freiheit wollte sich nicht einstellen. Aus der Tiefe stiegen die bitteren Gedanken auf. “Wie kann ich mich töten lassen? Ich schaffe es nicht, mich selbst umzubringen”. In Köln Mühlheim stieg ich aus der

Bahn und setzte mich auf eine Bank der unterirdischen Haltestelle.

Kurz darauf kam ein ungepflegter Mann mit schwarzen verfilzten Haaren auf mich zu und fragte, warum ich dort so allein säße. Ich war inzwischen völlig in die Tiefe meines Wahns gefallen und war wild entschlossen, diese Chance zu nutzen. "Hast du eine Pistole, mit der du mich töten kannst?", fragte ich ihn.
Der Mann bejahte. Wie ein Tier auf dem Weg zur Schlachtbank folgte ich ihm. Seine kleine Wohnung befand sich im Erdgeschoss eines heruntergekommenen Hauses.

Wir mussten auf dem Bett sitzen, es gab nur das Bett und einen Tisch. "Erstmal essen wir was", sagte der Mann und griff nach einem großen Jagdmesser, um eine Raviolidose zu öffnen. Ich starrte auf die blitzende Klinge und fragte mich, ob jetzt der Moment gekommen war, in dem ich sterben würde. Als der Mann den Raum verließ, um Teller zu holen, schaute ich zwischen meinen Füßen unter das Bett und entdeckte ein altes Beil.
Plötzlich hatte ich Angst zu sterben.
Der Mann war wieder ins Zimmer gekommen und hielt die Dose einladend hoch. Doch ich rannte in Todesangst zur Tür und in den Flur. Der Mann folgte mir und griff nach meinem Ärmel. Doch ich war schneller und erreichte den Eingang des Hauses, vor dem ein Pizzalieferant gerade in seinen Lieferwagen stieg. Ich rief ihn um Hilfe und er forderte mich auf, schnell zu ihm ins Auto zu steigen.

Nachdem er mich an der Straßenbahn abgesetzt hatte, wollte ich nicht mehr weglaufen, ich wollte zurück auf die geschlossene Station. Und ich fand ohne Probleme den Weg. Eine Weile noch streifte ich durch die Straßen und schaute sehnsüchtig in die Cafés.
Erschöpft stand ich schließlich gegen 22:00 Uhr vor der Stationstür. Der diensthabende Bereitschaftsarzt schien einfach nur

froh zu sein, dass er die polizeiliche Suche jetzt einstellen lassen konnte und ließ mich ohne große Vorhaltungen in mein Zimmer gehen.

“Da ist eine Familie, die sie gerne besuchen würde, Frau Büche”, rief die Praktikantin mir zu. Ich folgte ihr und sah durch die Glastüren meine bosnischen Nachbarn samt ihren Töchtern, Serifa trug einen großen Geschenkkorb und alle hatten sich für den Anlass besonders schön gekleidet. Mir brach das Herz.
Ich liebte Sevko und Serifa, sie hatten mich in den letzten Jahren als dritte Tochter in ihre Großfamilie aufgenommen. In ihren ernsten Gesichtern sah ich die Aufregung.
Die Scham darüber, ver-rückt in der Psychiatrie zu sitzen, machte es mir unmöglich, mich zu freuen. “Ich will sie nicht sehen!”, sagte ich und marschierte zurück in mein Zimmer, ohne noch einmal durch die Glastüren zu schauen.

“Ein Wochenende möchten wir unsere Tochter bei uns haben”, sagte mein Stiefvater und strich sich übers Gesicht. Er war allein nach Köln gekommen um mich abzuholen.
Der Assistenzarzt zögerte noch. “Was wollen sie machen, wenn sie unruhig wird?”, fragte er.
“Wir kennen Angelika, sie wird sich bei uns wohl fühlen. Außerdem werden wir für den Notfall ja sicher Medikamente bekommen können.”
Schließlich nickte der Assistenzarzt und schrieb ein Rezept aus. Dann bat er eine Schwester, mich zu holen.
“Möchten Sie Samstag und Sonntag Heimurlaub bei ihren Eltern machen?”, fragte er. ich nickte und erlaubte der Freude, die trotz des Wahns in mir aufstieg, kurz aufzutauchen. Ich würde diesen Ort für ein Wochenende verlassen. Schon der Gedanke an eine Fahrt im Auto gefiel mir.
Meine Schwester, wartete nervös auf dem Rücksitz. Mein Stiefvater fuhr aus der Parklücke und schaute betont aufmunternd in den Rückspiegel.

Auf der Autobahn bemerkte ich, dass ich meine Füße nicht mehr spüren konnte. Mir war kalt und ich fühlte seltsame kribbelnde Sensationen auf meiner Kopfhaut. "Ich sterbe, hier im Auto", flüsterte ich und begann zu beten.
"Vater unser! Der du bist im Himmel..." Meine Stimme übertönte die Fahrgeräusche. Meine kleine Schwester schaute mich ängstlich an, aber ich konnte einfach nicht aufhören. " Geheiligt werde dein Name", flehte ich.
Mein Stiefvater spürte, das die Situation außer Kontrolle zu geraten drohte und stimmte ruhig ein: "Dein Reich komme, Dein Wille geschehe". Er verriegelte die Türen und versuchte ruhig weiter zu fahren während er zusammen mit mir das Vaterunser betete. Immer und immer wieder.

In der Küche des Reihenhauses meiner Eltern war ein schönes Abendessen angerichtet. Alles, was ich früher gern gegessen hatte war von meiner Mutter vorbereitet worden.
Sie stand vor dem Tisch, als wir ins Haus kamen. Ich merkte, wie angespannt sie war. Kurz davor in Tränen auszubrechen, nahm sie mich in den Arm. "Wir machen es uns ganz schön", sagte sie mit brüchiger Stimme.
Ich fühlte mich merkwürdig. Alles was um mich herum geschah, schien seltsam eindimensional und ich konnte mich nicht als Teil dieser Realität sehen. Ich wollte auch nicht essen. In einem unbemerkten Moment öffnete ich leise die Terrassentür und ging in den Garten. Die Sonne war untergegangen und die Dunkelheit hatte etwas Besänftigendes. Ohne zu zögern lief ich die regennasse Straße hinunter und bog links ab.

Ich hatte kein Gefühl für die Zeit, als ich durch die Straßen lief. Irgendwann sah ich durch den Regen in die blendenden Scheinwerfer eines Autos und hörte die Stimme meines Stiefvaters. "Wo willst du denn hin?", fragte er "Steig ein, komm ins Trockene."

Auf dem Rückweg nach Hause fuhr er bei einer Nachtapotheke vorbei und besorgte mit dem Rezept der Klinik ein starkes Schlaf- und Beruhigungsmittel.
Im Bett des Gästezimmers liegend kam kurz ein Gefühl von Wohlbefinden in mir auf, dann schlief ich tief und traumlos.

Meine Mitstudentin Anne brachte bei ihrem Besuch eine weiße Jeans für mich mit. Diese Hose hatte mir vor dem Sommer nicht mehr gepasst und ich hatte sie an Anne weitergegeben. Jetzt, im September, war ich die Schmalere von uns beiden. Die Freude über die Tatsache, jetzt schlanker zu sein als je zuvor in meinem Erwachsenenleben, blitzte kurz auf, doch ich konnte das Gefühl nicht halten.

"Was kann ich für dich tun?", fragte sie jetzt leise.
"Halt mich fest und streichle mich", flüsterte ich. Ich sehnte mich danach, von jemandem im Arm gehalten zu werden.

Aber Anne schien meinen Worten eine andere Bedeutung zu geben. Sie zog die Zimmertür hinter sich zu. Schnell und zielstrebig begann sie sich auszuziehen. Ihre langen blonden Haare fielen herunter auf ihren sommersprossigen nackten Körper.
"Komm", forderte sie mich auf, und schlüpfte unter die Decke auf dem alten Metallbett. Ich schob meine Überraschung beiseite und schlüpfte schnell aus meinen Kleidern und legte mich zu Anne, die mich an sich zog.
Während Anne mich küsste, sog ich den mir vertrauten Duft ein und vergaß für einen Moment, wo ich mich befand.
Plötzlich öffnete sich die Tür des Vierbettzimmers und eine Küchenhilfe schaute herein bevor sie erschrocken wieder die Tür hinter sich zufallen ließ. Wir lösten uns von einander und brachen in Gelächter aus. Schnell suchten wir nach unseren vor dem Bett verstreuten Kleidungsstücken.
Dann wurde mir klar, dass wir eine unausgesprochene Grenze überschritten hatten. Wir waren Freundinnen, kein Paar.

Wir verabschiedeten uns herzlich, aber auch verlegen. Es sollte das letzte Mal sein, dass ich Anne traf.

Die Medikamente begannen nach einigen Wochen zu wirken und es ging mir besser. Ich war jetzt gern mit den anderen Patientinnen zusammen. Eines Nachts sprachen wir im Aufenthaltsraum darüber, wie sehr wir darunter litten, an diesem Ort keinerlei Weiblichkeit auszustrahlen. Ein Schminkkoffer tauchte in der Runde auf, und wir begannen, darin zu stöbern. Nagellack Lippenstift und Lidschatten wurden herumgereicht und begutachtet.
Kichernd lackierten wir uns die Nägel und tranken dazu Fencheltee aus der großen Kanne im Speisesaal. Ich hatte mir die Augen geschminkt und dunkelroten Lippenstift aufgetragen und wedelte mit rotlackierten Händen dramatisch in der Luft herum. Eine Teenagerin schlug vor, vom Münzfernsprecher im Flur aus eine Pizza zu bestellen. Ich nahm den Hörer und jemand reichte mir zwei Münzen.
"Einmal Pizza Francesca bitte... In die Universitätsklinik ... Pavillon, Station Vier", sagte ich dreist.
"Alles klar, halbe Stunde ...", war die überraschende Antwort.
Hysterisch vor Lachen fragten wir uns, wie unwillig die Schwestern wohl die gesicherte Doppeltür öffnen würden wenn der Bote klingelte, dann machten wir uns Gedanken darüber, wie der Lieferant wohl aussehen würde.
Die Nachtwache öffnete dem Pizzalieferanten die Tür während sich unsere grell geschminkte Gesichter gegen die Scheibe der inneren Glastür pressten, um einen Blick auf den jungen Mann werfen zu können.

Meine Eltern hatten seit einiger Zeit versucht, mich davon zu überzeugen, dass ich in einer anthroposophischen Klinik besser aufgehoben wäre. Bisher hatte ich mich entschieden dagegen gewehrt. Mich störte das Elend der geschlossenen Station der Kölner Universitätsklinik nicht. Es hatte zunächst meinen

Selbsthass gespiegelt. Dann begann es mir phasenweise besser zu gehen. Ich spielte im Flur Tischtennis und nahm Kontakt zu einigen anderen Patientinnen auf.
Auch die Oberärztin war gegen eine Verlegung. Sie sah nicht ein, dass eine "Schwarzwaldklinik" die Lösung meiner Probleme sein sollte. Trotzdem riet sie mir, eine Entscheidung zu treffen. "Treffen Sie eine Entscheidung, dann handeln Sie. Im Grunde gibt es keine falschen Entscheidungen."

Meine Eltern reisten an, um mich nach Freiburg zu fahren. Als Unterstützung hatten sie einen ehemaligen Schulfreund mitgebracht, den ich seit damals nicht mehr gesehen hatte und der jetzt präsent war, damit ich mich nicht gegen die Verlegung wehrte oder unterwegs davonlief. Ich hasste es, das ich seinen mitleidigen Blick aushalten musste, während ich mich bereit zur Abfahrt machte.

Als ich bei einem Zwischenhalt an einer Tankstelle ausstieg, um mir eine Zeitschrift und Zigaretten zu kaufen, wich er mir nicht von der Seite. Ich war weit davon entfernt, Widerstand zu leisten. Ruhig liess ich mich in die neue Klinik einweisen.

Kapitel Zwei

Erwachen

Vom hochgewachsenen Chefarzt, einem Freund meiner Familie, wurde ich durch ein massives Holztor auf die geschlossene Station der Freiburger Klinik geführt.
Hier sah alles viel wohnlicher aus als in Köln. Ein langer Esstisch aus Holz stand im Aufenthaltszimmer. Ich sah ein Klavier an der Wand stehen und vor den Fenstern gab es eine gemütliche Sitzecke. Hinter dem Haus war ein kleiner eingezäunter Garten.
Als man mich hereinbrachte, aßen die Patientinnen gerade Abendbrot. Alles wirkte friedlich. Keine Schreie oder Urinpfützen auf dem Boden.

Nach einem kurzen Aufnahmegespräch sagte mir der Chefarzt, es sei jetzt Zeit ins Bett zu gehen. Hier endete der Tag bereits um 20:00 Uhr.
Vorher wurde mein Gepäck durchsucht und alle Gegenstände, mit denen man sich verletzen konnte oder die nicht erwünscht waren, wurden weggeschlossen. Dazu gehörten Gürtel, bestimmte BHs, der CD Player und die mitgebrachten Zigaretten.

Ich wurde nervös, denn in den Monaten in der Universitätsklinik hatte ich die Nächte Musik hörend und rauchend mit den anderen Patientinnen verbracht, um dann gegen Morgen mit Hilfe eines starken Schlafmittels in einen kurzen, tiefen Schlaf zu fallen.

Der Arzt und eine junge Schwester redeten beruhigend auf mich ein und brachten mich in einen winzigen Raum. Darin gab es ein großes Holzbett und einen Tisch mit einem Stuhl. Das Waschbecken wurde durch zwei Holztüren verschlossen. Bis zum

Morgen war das Licht ausgeschaltet und es gab nur noch eine dämmrig-blaue Nachtbeleuchtung.
“Wenn sie zur Toilette müssen, klingeln Sie nach der Nachtwache” sagte die Schwester. Dann fiel auch diese Tür hinter mir zu.
Ich ließ mich verzweifelt auf den Stuhl fallen.
Im Halbdunkel konnte ich die mitgebrachte Zeitschrift nicht lesen, also legte ich mich auf das Bett und versuchte, nicht ans Rauchen zu denken.

Am nächsten Morgen wachte ich durch das Geräusch des Schlüssels in meiner Tür auf. Eine mir unbekannte Schwester begrüßte mich und bat mich zum Frühstück.
“Kann ich erst eine Zigarette rauchen?” fragte ich.
“Da müssen Sie nach dem Frühstück zu uns kommen, erklärte sie mir.
“Sie bekommen von uns pro Tag 10 Zigaretten ausgehändigt, die können Sie im Garten rauchen. Melden Sie sich im Schwesternzimmer”, erklärte sie mir.

Schnell aß ich ein Brot und trank den Getreidekaffee. Auch einige andere Frauen kamen hinzu um zu frühstücken. Aber ich achtete nicht auf sie, und meldete mich sofort im Schwesternzimmer um meine erste Zigarette zu erbitten.

Ich zog den Rauch ein und schaute mich im Garten um. Es war hier wirklich schön, aber ich vermisste Köln. Dort war ich nicht über Nacht eingesperrt gewesen und hatte mich an die Abläufe gewöhnt.

Und als kurze Zeit später eine Musiktherapeutin nach mir rufen ließ, um mich zur Gruppentherapie zu bitten, war mir klar: Ich wollte weder auf anthroposophischen Instrumenten spielen, noch um Zigaretten bitten. Ich wollte nach Hause. Und das war, so schrecklich es klang, im Augenblick die Akutstation der Kölner Universitätsklinik.

Telefonzeit war zwischen 18:00und 19:00 Uhr. Nur in dieser Stunde konnten wir Patientinnen durch die Schwestern eine Nummer wählen lassen und dann am öffentlichen Telefon im Flur sprechen.
Ungeduldig hatte ich auf diesen Moment gewartet und rief der Reihe nach alle meine Freunde an. "Bitte, du musst mich hier rausholen", flehte ich immer wieder. Niemand ließ sich erweichen. Entweder war das Auto kaputt, die Strecke zu weit oder ich konnte nicht deutlich machen, warum ich unbedingt zurück in die Uniklinik wollte.

Es war Dezember, als ich in die Klinik im Schwarzwald aufgenommen wurde. Ich war orientiert und ansprechbar. Die Medikamente der Universitätsklinik Köln waren nicht hoch genug dosiert gewesen um mich ganz aus der Psychose zu holen. Ich hörte weiterhin Stimmen. Aber meine Ängste bestimmten nicht mehr den gesamten Tag. Nach dem Aufnahmegespräch beschlossen die Freiburger Ärzte, zunächst jegliche Medikation abzusetzen um das darunter befindliche Krankheitsbild beobachten und diagnostizieren zu können. Das Absetzen der Tabletten hatte zur Folge, dass ich nach ein paar Tagen mit großer Wucht zurück in meinen Wahn fiel. Ich sah und hörte apokalyptische Szenen, in denen Städte in Schutt und Asche lagen – durch meine Schuld. Wieder sah ich meine Existenz als Ursache allen Unglücks in der Welt.

Am 4. Advent war ich ganz in meinem Wahn gefangen und lag regungslos auf dem Bett, das Gesicht der Wand zugedreht. In meinem Kopf brüllten unbarmherzige Stimmen, das ich die Position, die mein Körper gerade einnahm, für Äonen von Jahren würde halten müssen ohne mich bewegen zu können.
"Frau Büche, kommen sie mit zu uns."

Ein Pfleger holte mich ab. Es gab ein Weihnachtskonzert auf der Station. Er musste mich am Arm fassen, weil ich mich sträubte aufzustehen.
Im Aufenthaltszimmer saßen schon alle Anderen und warteten.

“Hier ist noch Platz,” lächelte Cecile, eine junge Französin, die für eine Patientin der Akutstation viel zu gesund wirkte. Ich setzte mich zwischen sie und den Pfleger. Als die musizierenden Ärzte aber das Klaviertrio von Mendelssohn-Bartholdy anstimmten, das ich noch im letzten Jahr als Cello-Studentin mit meinem Trio aufgeführt hatte, stand ich sofort auf und lief zum Ausgang der Station. Es war nicht auszuhalten. Sicher war das Musikstück mit Absicht ausgewählt um mich zu durch Erinnerungen an meine Zeit als Cellistin zu peinigen.
Nach einigen Versuchen, mich zurückzuholen, liess der Pfleger mich in mein Zimmer gehen, wo ich den Klängen weiterhin ausgesetzt war und an jeder bekannten Phrase litt.

Eines Abends, nachdem ich den ganzen Tag mit geschlossenen Augen tief in meinen Wahn versunken auf dem Bett gelegen hatte, hörte ich, wie jemand das Zimmer betrat. Dann spürte ich, wie sich jemand auf mein Bett setzte. Eine Frauenstimme begann leise zu sprechen und rezitierte in spanischer Sprache ein Gedicht, während sie meinen Arm berührte.
Die Berührung der Ärztin in Verbindung mit der beruhigenden Stimme ging mir nahe. Ich öffnete zwar nicht die Augen, hörte aber dem Gedicht zu, dessen Bedeutung ich nicht verstehen konnte, dessen Klang ich aber als ungeheuer tröstlich wahrnahm.
Als ich mich Monate später für diesen Moment bedanken wollte, schien es der Ärztin unangenehm zu sein, das ich mich an die Episode klar erinnern konnte.

Cecile hatte ihre roten Doc Martens wegen der “gefährlichen” Schnürsenkel abends vor der Zimmertür abstellen müssen. Die hohen Stiefel fielen mir in der Nacht auf dem Weg zur Toilette ins Auge und ohne zu zögern, zog ich sie an. Sie waren etwas zu klein, aber ich schnürte sie trotzdem zu. Im halbdunklen Aufenthaltsraum ging ich auf und ab.

Irgendetwas faszinierte mich in meinem Wahn an den Stiefeln und ihrer Besitzerin.
Cecile redete und lachte viel in ihrem charmanten französischen Akzent. Warum sie in der Klinik war, wusste ich nicht. Sie durfte ohne Begleitung die Station verlassen. Wenn sie zum Abendessen zurück kam, erzählte sie den Anderen hinter vorgehaltener Hand abenteuerliche Geschichten von Motorradfahrten mit einem Praktikanten, den sie auf dem Gelände kennengelernt und bereits geküsst hatte.
Ihre Kleidung war bunt, und ihre roten Stiefel waren für mich ein Bild für ihre Kraft und Lebendigkeit. Nur zur Probe wollte ich mit dieser Lebensfreude in Gestalt der roten Stiefel herumlaufen.
“Frau Büche, das sind doch nicht ihre Schuhe”, sagte die Nachtwache freundlich als sie mich fand. “Ziehen Sie sie aus. Wir stellen sie lieber wieder hin.”

Das erste Mal nahm ich Pfleger Tim beim gemeinsamen Essen wahr. In einem Anfall von Selbsthass hatte ich die stumpfe Klinge eines Messers in meine Handgelenke gepresst und hin und her bewegt, ohne eine Wirkung zu erzielen. Tim nahm mir geistesgegenwärtig das Messer aus der Hand und brachte mich aus dem Raum. Als wir allein waren, fragte er hilflos: “Warum macht eine Frau wie Du so etwas?”
Ich antwortete nicht. Tim war nicht Teil meiner Welt.
Zu diesem Zeitpunkt war er für mich noch einer der schattenhaft wahrgenommenen Menschen, die meine wahnhaften Erfahrungen nicht spüren und hören konnten.

Als die Ärzte nach vielen erfolglosen Versuchen endlich das passende Medikament gefunden hatten, waren Monate vergangen. Ich erinnere mich genau an den Moment, in dem ich mich selbst wieder als Teil der für alle zugänglichen Realität erlebte. Ich saß im Sprechzimmer und konnte dem Stationsarzt erzählen, wie der Nebel des Wahns endlich Risse bekam und ich ihn wieder als meinen Arzt sah, dem ich Symptome schilderte. Es kostete noch Mühe, mich auf das Gespräch in dieser Realität zu konzentrieren, aber die Freude über dieses "Aufwachen" war bei uns beiden spürbar.

Auch auf meinem ersten Spaziergang nach diesem Gespräch wurde ich auf dem Gelände mehrfach angehalten und zu meiner Rückkehr in die Welt beglückwünscht, in der es von mir ganz unbemerkt Frühling geworden war. Ich konnte die Menschen anlächeln und mich freuen.
Nun begann ich auch Kontakte zu meinen Mitpatient*innen zu knüpfen und das Personal besser kennenzulernen. Zwar hatte ich atmosphärisch ein ungefähres Bild von ihnen gehabt, ich hatte mitbekommen wer wie auf mich reagiert hatte, aber zu einer echten Kommunikation war ich während des langen Winters noch nicht fähig gewesen.

Ich wurde in Ceciles Zimmer verlegt. Sie war manisch depressiv und schon länger auf dem Weg der Besserung. Während ich in meinem Wahn gefangen war, hatte sie mich toleriert, nun aber freundeten wir uns an. Die dritte Patientin im Zimmer war ein lebhaftes junges Mädchen mit blau gefärbten Haaren. Aus meiner inneren Hölle befreit, befand ich mich nun in einer heiteren Atmosphäre, die etwas von einer Klassenfahrt hatte. "Unser Dreimäderlzimmer", scherzten die Krankenschwestern, und kamen gern für ein Schwätzchen vorbei.

Die strengen Regeln für mich wurden gelockert und ich durfte ab und zu CDs hören oder auch Cello spielen. Die Praktikantin brachte sogar ihre Klarinette mit zur Arbeit und musizierte mit mir.

Mit ihr und einer Gruppe von Patientinnen machte ich lange Spaziergänge durch die Berge des Freiburger Umlands und genoss Kaffee und Zigaretten in den zu Fuß erreichbaren Landgasthöfen.
Auch konnte ich jetzt an den Therapien teilnehmen. Ich webte, flocht Körbe, töpferte und schloss mich der Laufgruppe an.

Die Krankenhausküche bereitete zu meiner Überraschung außerordentlich gutes Essen zu und Cecile und ich merkten, wie wir begannen, zuzunehmen. Halbherzig versuchten wir uns zurückzuhalten, konnten dem leckeren Angebot aber nur selten widerstehen. "Lass uns mal einen Reistag machen." schlug Cecile vor. Sie war schon einmal hier gewesen und kannte sich aus.
Und bereits am nächsten Tag wurden zwei Töpfe extra für uns aus der Küche geliefert. Reis und Apfelkompott ohne Zucker. Mit Todesverachtung aßen wir morgens, mittags und abends Reis. Schliesslich flehte ich sie an, das Projekt aufzugeben.

Pfleger Tim, der meistens im Nachtdienst zu uns kam, nahm in seiner Freizeit an Triathlons teil. Er kam zu unserer heimlichen Freude in eng anliegender Fahrradkleidung zum Dienst. Ich mochte es, dass er gern ein bisschen mit uns im "Dreimäderlzimmer" blieb, flirtete und schwatzte. Es war ein gutes Gefühl, nicht nur als Kranke, sondern auch als Gesprächspartnerin und Frau wahrgenommen zu werden.
Wenn er Tagdienst hatte, versuchte Tim, Zeit für Wanderungen mit uns zu finden. An einem kleinen Bach entlang wanderten wir ins nächste Dorf und kehrten dort in einem rustikalen Schwarzwälder Gasthof ein oder besuchten den einzigen kleinen

Lebensmittelladen, der für uns zu Fuß erreichbar war. Ich war todmüde von meinen Medikamenten und freute mich über jede Möglichkeit, einen starken Kaffee trinken zu können. Tim gefiel mir. Immer öfter trafen wir uns auch allein zu langen Spaziergängen.
Außer Cecile und der Praktikantin erzählte ich niemandem von unserer Freundschaft. Ich war mir durchaus darüber im Klaren, dass private Beziehungen zwischen Personal und Patientinnen nicht erlaubt waren.

Und dann lud mich Tim zu sich nach Hause ein. "Ich habe einen Kuchen für uns gebacken", verkündete er stolz.
Ich wartete bis meine Therapien vorbei waren und ich Ausgang hatte. Dann traf ich ihn auf der Wiese am Bach, wo er mir auf den Gepäckträger seines Mountainbikes half und mich dann in rasantem Tempo den Berg hoch zu seiner Wohnung brachte.
"Ich weiß noch ganz genau, wann du hier zum ersten Mal gelächelt hast." sagte Tim und machte sich über seinen Kuchen her. "Zu Weihnachten hast du ein `Calvin and Hobbes´ Comicbuch und einen Plüsch-Tiger bekommen. Da haben wir gesehen wie sehr du dich gefreut hast,"
"Von Shauna", erinnerte ich mich und lächelte gleich wieder, "sie ist meine beste Freundin in Köln."
Tim war ein charmanter Gastgeber und ich war leicht zu verführen. So endete der Nachmittag damit, daß wir uns im hellen Sonnenlicht, das durch die Dachfenster fiel, ungestüm liebten.
Rückblickend sehe ich Tims Verhalten kritisch. Aber in der Situation bedeutete es mir viel, als Frau begehrt zu werden. Die Beziehung zu ihm ließ mich strahlen und trieb meinen Heilungsprozess voran.
Im Mai, nach zehn Monaten Krankenhausaufenthalt war ich auf eine Dauermedikation eingestellt, wurde stabil entlassen und machte mich auf den Weg zurück nach Köln.

Kapitel Drei

Cello

Köln, sechs Jahre vorher.

Wir warteten, die Instrumente in der Hand, im neonhellen Flur der Kölner Musikhochschule, während ein Junge mit unreiner Haut sein Glück versuchte. Die Luft war schlecht, denn wegen des Februarwetters waren alle Fenster geschlossen.
Ein unruhig auf und ab gehendes Mädchen mit Sommersprossen und einem glatten blonden Pferdeschwanz flüsterte mir zu: "Kennst du den Dicken hinter dir? Das ist Malte, der soll total gut sein".
Ich versuchte, nicht so ängstlich auszusehen, wie ich mich fühlte und zwang mich, ruhig zu atmen und nicht weiter auf den grünen Linoleumboden zu starren. Die verschwitzten Hände wischte ich an meiner Hose ab und stellte mich etwas abseits von den Anderen ans Fenster.

Endlich ging die Tür in der Mitte des Flurs wieder auf und jemand rief meinen Namen.
Ich betrat den Raum und schaute mich um. Die Jury, bestehend aus den vier Celloprofessor_Innen der Hochschule, saß hinter einem langen Tisch. Ihnen gegenüber stand ein Flügel, an dem ein Klavierbegleiter saß.

Vor lauter Angst stimmte ich viel zu lange. Dann begann ich mit dem ersten, kraftvollen Satz aus dem Cellokonzert von Lalo.
Das Zusammenspiel mit dem Pianisten war kein Problem, aber meine Hände waren verschwitzt, und der Bogen zitterte leicht, wenn ich eine leise Phrase spielte. Trotzdem konnte ich mich musikalisch ausdrücken und hatte keine technischen Probleme.

Professor Grünberg unterbrach mich nach einer gefühlten Ewigkeit:
“Da hast du ja einiges dazu gelernt, seit du mir zum letzten Mal vorgespielt hast”, stellte sie fest und lächelte.

Nach mir war Malte an der Reihe. Alle Prüflinge drängten sich um die verschlossenen Tür um mitzuhören. Schon bei den ersten Tönen wurde mir klar, dass dies ein aussergewöhnlich begabter Musiker war. Ich hatte gut vorgespielt, aber die Plätze waren begrenzt. Würde ich mich gegen ihn durchsetzen können?

Eine Stunde später wurden die Ergebnisse verlesen. Sowohl Malte, als auch Anne, das Mädchen mit den blonden Haaren und ich hatten es geschafft, einen der raren Studienplätze zu ergattern.

Fast andächtig ging ich zurück zum Foyer und dachte darüber nach, das ich jetzt dazugehören würde. Zu denen, die es durch die Aufnahmeprüfung einer guten Musikhochschule geschafft hatten.
Im Augenblick waren die anderen Studierenden noch in den Semesterferien, aber in meiner Phantasie waren die Flure schon voller junger Leute mit ihren Instrumenten. Ich wünschte mir, bald in einer Gruppe von Freund*innen durch dieses Foyer zu schlendern.

Mit acht Jahren bekam ich mein erstes Cello.
Ein Konzert der Cellistin Angelika May, das ich mit meinen Eltern besuchen durfte, war der Auslöser für meinen Wunsch gewesen, Cello zu lernen.

Die erste Zeit übte ich wenig und nur nach Aufforderung durch meine Eltern. Aber ich liebte die Proben und Konzerte des Schulorchesters.

Mit dreizehn Jahren ließ mich mein gutmütiger Cellolehrer erstmals an einem Wettbewerb für Kinder und Jugendliche teilnehmen. Zu meiner eigenen Überraschung gewann ich mit der Interpretation des Boccherini-Konzertes in B Dur den ersten Preis.

Das Gewinnen hatte Spaß gemacht, nur bedeutete es, dass ich auch beim Preisträgerkonzert vor einem großen Publikum auftreten würde. Der Gedanke daran ließ mich schaudern. Mich quälte der Gedanke, es sei ein Fehler der Jury gewesen, mich auszuwählen. Ich fand, ich passte nicht zu den anderen begabten Kindern, mit denen ich vor lauter Angst kein Wort sprach.

Trotzdem wurde ich zum Regionalwettbewerb in Köln eingeladen, bei dem ich, wie erwartet, einigen hochbegabten Kindern unterlag.

In den folgenden Jahren gab es wenig Zeit zum Üben, weil ich eine Ganztagsschule besuchte und die Tage bis zum frühen Abend dort verbrachte. Wenn ich gegen fünf Uhr zu Hause ankam, erledigte ich meine Hausaufgaben. Selten übte ich länger als eine Stunde.

Drei Jahre später hörte ich Annika Grünberg zum ersten Mal im Konzert. Sie trug ein beeindruckendes Abendkleid mit glitzernden Pailletten und ihr Schwung und ihre leidenschaftliche Interpretation begeisterte mich sofort. Grünberg spielte virtuose Stücke von spanischen und lateinamerikanischen Komponisten, und das Publikum tobte.

Nach dem Konzert beschloss ich, ihr vorzuspielen. Ich schrieb ihr einen Brief und bat um einen Vorspieltermin. "Liebe Frau Grünberg," schrieb ich, "obwohl ich kein Wunderkind bin, würde ich gern bei Ihnen Unterricht nehmen. Wäre es möglich, Ihnen vorzuspielen?"

Insgeheim träumte ich davon, an der Folkwang-Hochschule in Essen als Jungstudentin angenommen zu werden. Die Hochschule bot kostenlosen Unterricht für begabte Jugendliche an und diese konnten, obwohl sie bereits als Studierende eingeschrieben waren, parallel ihr Abitur machen.
Ich bestand die Begabtenprüfung und wechselte an eine andere Schule um mehr Zeit für das Cello zu haben.

Ich war siebzehn, als ich das Haus meiner Eltern verließ.
Gemeinsam mit einer Geigerin aus meiner Klasse, die ebenfalls an der Folkwang-Hochschule studierte, zog ich zur Familie meiner besten Freundin Dani. Als unzertrennliches Trio bereiteten wir uns auf das Abitur vor. Vor jeder Prüfung saßen wir zu dritt in der Badewanne, ließen die Beine über den Rand hängen und tranken heimlich eine billige Flasche Sekt. Das Ritual erwies sich als erfolgreich: Zwei Jahre später schlossen wir mit guten Noten die Schule ab.

Vor dem Abitur musste ich allerdings noch eine herbe Enttäuschung hinnehmen. Prof. Grünberg nahm mich nach der Cellostunde zur Seite und teilte mir mit, ich mache nicht genügend Fortschritte und sie würde mich an ihre Assistentin abgeben, die noch einmal einige Grundlagen mit mir erarbeiten könne.
"Darf ich danach wieder bei ihnen studieren?" fragte ich.
"Sie müssen wieder eine Aufnahmeprüfung machen, und dann sehen wir weiter", sagte sie.
Mir dämmerte, dass es gar nicht selbstverständlich war, das sie mich erneut als Studentin akzeptieren würde.

Glücklicherweise war meine neue Lehrerin eine liebevolle junge Studentin, mit der ich schnell mein Spiel verbessern konnte. Sie selbst war eine hervorragende Cellistin und nahm mir die Hemmungen, mich musikalisch auszudrücken. Ich freute mich auf die Stunden mit ihr und hatte weniger Angst davor, zu versagen.

Die Musikhochschule in Köln war ein hässlicher Betonbau. Noch bevor es morgens hell wurde, saß ich in der Schlange auf der grünen Bank im Foyer. Dort gab der Pförtner Schlüssel aus.

Neben den Unterrichtsräumen der Professor*innen standen uns zwei Flure mit kleinen Übe-Zellen zur Verfügung. Diese waren, um den Schall zu dämpfen, mit Teppich tapeziert. Mein Cello klang dort nicht besonders gut und ich hörte den Lärm der vielen übenden Studierenden.

Verschlafen packte ich mein Cello aus und begann mit Tonleitern über mehrere Oktaven. Langsam und genau prüfte ich meine Intonation und steigerte erst dann allmählich das Tempo. Danach kamen Terzen, Sexten und Oktaven in Doppelgriffen. Immer und immer wieder versuchte ich, die Bewegungen meiner linken Hand zu steuern, solange bis sie von selber ihren Platz auf dem Griffbrett zu finden schien.

Als nächstes waren die Etüden an der Reihe. Damit verbesserte ich, nach Schwerpunkten geordnet, meine Technik. Zuletzt probierte ich eins der Konzerte oder Sonaten, die Professor Grünberg in ihrer Literaturliste vorgeschrieben hatte.

Nach zwei Stunden musste der Schlüssel für den Raum zurückgegeben werden. Dann machte ich Pause und setzte mich erneut auf die grüne Wartebank.

Ein rothaariges Mädchen ließ sich neben mir auf die Bank fallen.
"Hi, I am Shauna", sagte sie und verstaute ihre Bratsche neben sich.
"Bist du Amerikanerin?" fragte ich neugierig.
"Kanadierin, knapp daneben."
"Ich kann euch einfach nicht auseinander halten", gab ich zu.
Als nach einer Stunde die Schlüssel ausgegeben wurden hatten wir uns angefreundet. Sie war erst neunzehn, lebte allein in

Deutschland, und strahlte ein natürliches Selbstbewusstsein aus. Ich mochte sie auf Anhieb.

Raum 308 war groß und hell. Im Eingangsbereich standen einige Stühle für Zuhörer, im hinteren Teil des Raumes vor den großen Fenstern befand sich ein Podest. Dem gegenüber saß Professor Grünberg neben einem schönen Konzertflügel.
Sie war eine modisch gekleidete, üppige Frau mit schwarzen Locken, die ihr bis zur Schulter fielen. Jetzt saß sie aufrecht da, mit ernstem Gesicht und übereinander geschlagenen Beinen. Neben ihrer erfolgreichen Solokarriere war sie eine der jüngsten Professorinnen in Köln.

Ich war so aufgeregt, dass meine Hände schwitzten. Mit großem Unbehagen begann ich mein Cello zu stimmen. Viel zu lange prüfte ich die Saiten.
Grünberg unterbrach mich: "Fang jetzt einfach an"

Tonleitern, Terzen, Sexten, Oktaven - ganz gleich wie sicher ich mich beim Üben gefühlt hatte, jetzt klangen sie schief und mein Bogen zitterte hörbar.

Während sie mich korrigierte, fragte ich mich, ob ich hier am richtigen Ort war. Warum konnte ich meine Nervosität nicht besser kontrollieren?

"Wie viel hast du von der Francoeur Sonate vorbereitet?", fragte Professor Grünberg .
"Alles, aber den schnellen Satz kann ich noch nicht im Tempo" gab ich zu und begann vorsichtig zu spielen. Wie schon beim Üben scheiterte ich an einer schnellen Passage mit Doppelgriffen. Die Läufe wollten mir einfach nicht im Tempo gelingen.
"Heb die Finger und nimm mehr Bogen", kommentierte sie. Ich sah, das sie überhaupt nicht zufrieden war.

Mit vor Anstrengung gerötetem Gesicht begann ich ihre Anweisungen auszuprobieren und bemerkte kaum, dass bereits Anne in den Raum kam und meine Zeit um war.
Nach einigen Versuchen gelang es mir endlich, die Passage im schnellen Tempo ohne Fehler zu beenden. Erleichtert wollte ich zum nächsten Satz blättern, doch Professor Grünberg unterbrach mich.
"Du spielst den Francoeur beim Klassenvorspiel am Dienstag", verkündete sie, " bis dahin kannst du ihn."

"Mitsuko", ich rannte die Treppe zur Mensa herauf und mein Cellokasten wippte bedenklich.
"Kannst du mich am Dienstag beim Vorspielabend im Kammermusiksaal begleiten? Franceur-Sonate."
"Die habe ich schon gespielt, kann ich machen" das freundliche Gesicht der Klavierstudentin beruhigte mich.
Während wir in der Schlange auf unser Essen warteten, vereinbarten wir einen Probentermin für Montag. Ich würde das ganze Wochenende wie wild üben müssen, um mich im Konzert nicht zu blamieren.
Mit unserem Milchreis setzten wir uns zu Shauna und Connor, die sich ausnahmsweise ein Schnitzel geleistet hatten.
"Wie sieht´s aus mit der WG?", fragte ich Shauna, die mit zwei anderen Studentinnen eine kleine Dachwohnung am Stadtrand gefunden hatte, in der sie sogar üben konnten.
"Wir haben den Mietvertrag unterschrieben. Im so happy. Wenn du willst, kannst du mein Zimmer in Klettenberg haben."
"Fuck yes, zieh bei uns ein." Connor legte die Gabel weg und zündete sich eine Zigarette an.
Anne kam dazu, ihr Gesicht noch ganz rot von der Anspannung der Cellostunde. Sie stellte ihren Cellokasten ab und zog sich einen Stuhl heran.
"Ich muss auch am Dienstag spielen. Dvorak-Konzert."
"Wir haben echt Pech", jammerte ich, "das Wochenende können wir komplett vergessen!" Ich erzählte von meiner Cellostunde.

Mitsuko machte mir Mut. “Du kannst das bis Dienstag”, versicherte sie mir.

Mein Blick fiel auf Connor “Hey, musst du echt deine Zigarette in den Pommes ausmachen? What the fuck?” Ich war stolz auf mein Repertoire englischer Schimpfwörter.
Connor grinste verlegen und schob den dreckigen Teller zu den Sängern neben uns, die das überhaupt nicht lustig fanden.

Mit meinem neuen schwarzen Abendkleid stand ich neben Mitsuko auf der Bühne des Kammermusiksaals und lächelte verlegen. Sicher konnte man mein Herz schlagen hören.
Nachdem der Applaus verklungen war, begannen wir zu spielen. Die ersten Minuten über fühlte ich mich noch wie eine Todeskandidatin. Aber das Stück begann mit einem leichten, langsamen Satz und als ich das “Allegro vivo” begann, spürte ich, dass ich gut vorbereitet war. Meine Finger flogen über das Griffbrett und ich war so konzentriert, dass ich um mich herum nichts mehr wahrnahm.
Erst der Schlussakkord brachte mich zurück in den Saal. Mitsuko strahlte mich an und ich verbeugte mich mit einem breiten Grinsen.
“Nie wieder Francoeur!” flüsterte ich und fiel ihr um den Hals, sobald wir allein waren.
Wir schlichen uns hinten in den Saal und hörten dem Rest des Konzertes zu.

Das Studentenwohnheim für Musiker und Tänzer lag am Stadtrand. Ich konnte dort üben, so viel ich wollte, und musste nur 180 Mark Miete zahlen.

Am ersten Abend dort hatte ich allerdings das Gefühl, sofort nach einer neuen Bleibe suchen zu müssen. Mein Zimmer war nur 11qm groß und ich konnte den gesamten Flur üben hören.

Eine Hornistin spielte Tonleitern. Ein Violinist, dessen süßer Geigenton, wie er behauptete, von Barbra Streisand inspiriert war, übte das Violinkonzert von Sibelius.
Unter mir war ein Cellist zu hören. Nur im Zimmer zu meiner linken Seite war es ruhig, dort wohnte eine koreanische Organistin.

Nach einigen Tagen hatte ich mich aber an den Lärm gewöhnt und begann mich auf die gemeinsamen Abende in der großen Küche zu freuen.
Hatte ich mich bisher hauptsächlich von Fast Food und Kaffee ernährt, lernte ich hier die Grundbegriffe des Kochens. Das in Ingwer, Honig und Sojasauce gebackene Hühnchen, das mir Connor beibrachte, koche ich noch heute gern.

Traditionell wurde gegen 20 Uhr jemand mit Rucksack zur nächsten Eckkneipe geschickt, um Bier zu holen. Eine Stunde lang tranken wir gut gelaunt ein oder zwei Flaschen Kölsch in der Küche.
Bis zehn Uhr schoben wir noch eine Übephase ein, wobei es uns wegen des Alkohols so vorkam als seien wir außergewöhnlich begabt. Eine Wahrnehmung, die am nächsten Morgen regelmäßig widerlegt wurde.

Nachdem der Lärm im Haus um zehn Uhr verstummt war, saßen wir bis zum frühen Morgen zusammen und hörten Aufnahmen von Musikern die wir bewunderten, teilten unsere Liebes- und Familiengeschichten oder redeten einfach nur Unsinn.

Nach meinem Musikgeschichte-Seminar rannte ich hinunter in den Kammermusiksaal zum Vorspielabend der Bratschenklasse. Shauna war hochbegabt und hatte einen besonders warmen Klang. Ich hörte ihr gern zu. Als ich nach dem Auftritt hinter die Bühne kam, war sie umringt von gratulierenden Freund*innen.
“Gehst du noch mit ins Lapidarium?” fragte ich.

“Klar, warte”, rief Shauna und suchte ihre Sachen zusammen.

Das Lapidarium war eine Kneipe in der Nähe der Hochschule. Die Luft war verraucht, die Musik über dem lauten Gelächter an den langen Holztischen kaum noch zu hören und wir quetschten uns an sperrigen Instrumentenkoffern vorbei an den Tisch unserer Freunde.

Connor und Marc, ein australischer Geiger, hatten schon “Käs-Schiffla” bestellt, gegrilltes Käsesandwich, unser bevorzugtes Abendessen hier.
“About fucking time!” empfing uns Connor grinsend, “setzt euch, ich hole euch ein Bier.”
Marc lächelte schüchtern zu uns herüber und schob uns den Teller mit den “Käs-Schiffla” zu.
“How did the concert go?”, fragte er
“Sie war super”, verkündigte ich stolz.
“Der Brahms hat gut geklappt”, stimmte Shauna zu. “Jetzt kann ich endlich die Schumann-Märchenbilder machen.”

Marc und ich schauten uns an. Wir hatten letzte Nacht im Wohnheim zusammen Schumanns Lieder mit den ergreifenden Texten von Heinrich Heine gehört. Ich hatte mich Marc dabei unglaublich nahe gefühlt und merkte jetzt, das ich rot wurde. Gottseidank kam Connor zurück und stellte uns allen eine Stange Kölsch hin.

“Ich muss irgendwie aus der Hochschulorchester-Probe raus morgen”, sagte Shauna. “Ich fahre mit Bode nach Hamburg, ich brauch das Geld!”
Hubert Bode dirigierte das “Symphonieorchester Bonn”, ein Orchester das zu einem großen Teil aus Studierenden der Musikhochschule Köln bestand.

“Geh doch zu unserem Arzt in Klettenberg”, riet Connor. “Der schreibt dich sofort krank.”

“Ja, der ist total krass, ich lasse mir von ihm meine Betablocker verschreiben, damit ich beim Vorspielen nicht so zittere. Du gehst einfach am Wartezimmer vorbei, direkt bei ihm rein, und er gibt dir, was du willst, ohne dich zu untersuchen!”, berichtete ich.

“Was spielt ihr in Hamburg?”, erkundigte sich Marc.
“Brahms 2. Klavierkonzert und Mozart Symphonie 40 in g-moll.”
“Awesome, wie viele Konzerte?”
“Hamburg, Bremen und München.” Shauna freute sich auf die Tour.

“Ich brauch auch mal wieder ne gute Mucke”, sagte ich. “ich hab mein ganzes Geld für mein Abendkleid ausgegeben!”
“Sieht aber auch gut aus.” grinste Shauna. Marc lächelte zustimmend.
“Cheers”, rief Connor und leerte sein Kölschglas.

“Was ist denn da mit dir und Marc?”, fragte Connor am nächsten Abend während er mir die Haare schnitt. Ich zog das Handtuch über meiner Schulter zurecht und merkte, wie ich wieder rot wurde.
“Ich glaub, ich hab mich in ihn verliebt.”
“Und: Was sagt er?”
“Keine Ahnung, he is always super nice to me.”
“Du musst mit ihm reden.”
“Ich trau mich nicht.”
“Sonst sage ich es ihm, Angelika. Open your fucking mouth and tell him!”
Als ich Marc einige Tage später meine Liebe gestand, lud er mich in sein Zimmer ein und wies er mich liebevoll aber nachdrücklich ab.
“Du würdest dich mit mir nicht wohlfühlen”, sagte er. “Mit einem depressiven Menschen wie mir kannst du nicht leben, du bist so voller Lebensfreude!”

Ich lehnte in seinem Türrahmen und versuchte, mir die Enttäuschung nicht anmerken zu lassen. Ich fühlte mich unverstanden und nur mit meinen lauten und geselligen Aspekten wahrgenommen. Noch wusste keiner von den schweren, dunklen Tagen, die auch ich erlebte. Zu dieser Zeit gelang es mir gut, meine Emotionen mit einem lauten Lachen zu überspielen.

Shauna hatte mich dazu überredet, für das Schleswig-Holstein-Festival-Orchester vorzuspielen. Die Auditions für dieses ausgezeichnete Studentenorchester fanden weltweit statt und es wurden nur zwölf Cellisten gesucht.

Am Tag der Audition war ich außer mir vor Aufregung. Ich übte noch bis zur letzten Minute, rannte dann zum vereinbarten Raum und vergaß auf dem Weg meine Noten.

Dass ich mein Programm auswendig präsentierte und hübsch anzusehen war muss mir die notwendigen Pluspunkte gegeben haben. Der Prüfer machte mich aber auch darauf aufmerksam, dass mein Instrument eigentlich nicht gut genug für mich war. Einige Wochen später erhielt ich die Zusage zur Teilnahme. Auch Shauna war zugelassen.

Das Schleswig-Holstein-Festival war die Möglichkeit für talentierte Musikstudierende, mit international bekannten Dirigenten und Solist*innen zu arbeiten und dann mit den einstudierten Programmen europaweit Konzerte zu spielen. Der Chefdirigent in diesem Jahr war Leonard Bernstein, unter den Solist*innen waren Größen wie Christoph Eschenbach und Tabea Zimmermann.

Unglücklicherweise war ich nicht gut vorbereitet und hatte die zu übenden Stücke nur grob überflogen. Das sollte sich auf der Tournee als schwerer Fehler erweisen.

Als ich in Hamburg aus dem Zug stieg und Koffer samt Cellokasten auf den Bahnsteig setzte, bemerkte ich entgeistert die Kameras um mich herum. Einige Fernsehsender standen bereit und filmten unsere Ankunft. Für die nächsten Wochen blieben die Medien unsere ständigen Begleiter.

Wir bezogen unsere Zimmer in Schloss Salzau und ich staunte über den Luxus, den wir vorfanden. Das Essen wurde von Sterneköchen zubereitet und Fahrer mit Limousinen standen zur Verfügung.

Der Cellocoach, ein Mitglied der Berliner Philharmoniker, hatte mich zu Beginn gefragt, ob ich nicht einer der beiden Solocellist*innen sein wollte. Ich lehnte ab und schämte mich insgeheim über meine schlechte Vorbereitung. Shauna leitete selbstbewusst als Stimmführerin die Bratschengruppe.
Die Tage waren völlig verplant. Oft spielten wir zwei Konzerte am Tag, zu denen wir in Bussen durch die Region gefahren wurden. Ich war verzweifelt, dass ich keine Zeit zum Erarbeiten der Stücke fand und Mahlers 5. Symphonie teilweise im Konzert noch improvisieren musste, da ich die schnellen Passagen nicht fehlerfrei spielen konnte.

Trotzdem, die Proben mit Bernstein waren eine beeindruckende Erfahrung.
Er sprach zu uns über Romeo und Julia (wir spielten das gleichnamige Stück von Hector Berlioz), beschwor die Szene und den Duft des Orangenhains so eindrücklich, dass ich staunend und mit halb geöffnetem Mund an seinen Lippen hing.

Während der darauffolgenden Tour durch Europa hatten wir das Glück, in Sälen wie der Mailänder Scala, der Dresdner Semperoper und einem Theater in St. Petersburg zu spielen. Der mir liebste Ort war aber ein Amphitheater auf Sizilien, wo wir im Licht des Vollmonds eine Vorstellung gaben. Nach allen Konzerten tobte das Publikum. Es gab standing ovations und ich bekam einen Eindruck davon, wie sich prominente Musiker*innen fühlen mussten.

Bevor das Festival zu Ende ging musste ich in Köln noch meine Zwischenprüfung ablegen. Ich hatte das Cellokonzert von Edward Elgar einstudiert und fuhr zur Prüfung für einen Tag nach Köln.

Ich liebte die leidenschaftlichen Passagen von Elgar und die Prüfung verlief ohne Probleme. Erleichtert fuhr ich zurück zum Festival.

Ich war eine sehr gute Cellistin, aber das waren andere Studierenden auch. Um eine solistische Karriere zu machen fehlten mir die Nervenstärke und die Besessenheit. Oft wurde mir rückgemeldet, ich sei eine überaus begabte Musikerin, aber nur eine gute Cellistin. Was Professor Grünberg an instrumentaler Brillanz von uns erwartete, konnte ich nur teilweise erfüllen.

Ich beschloss, zu einem anderen Professor, Herrn Konrad, zu wechseln. Connor studierte bei Konrad und hatte ihn mir empfohlen.
Der Wechsel war unproblematisch, weil beide Professor*innen einverstanden waren.

Professor Konrad kam an seinen Unterrichtstagen entspannt und mit einer Fußballzeitung unterm Arm in die Hochschule. "Leverkusen hat 2:0 gewonnen", erklärte er, in der Zeitung blätternd. "Hast du das Spiel gesehen?"
"Fußball ist nicht so meins", gab ich zu und begann zu stimmen.
"Ist das das neue Cello?" Konrad schaute auf.

“Ja, wollen Sie es mal ausprobieren?”
Er nahm mir das Instrument aus der Hand und begann eine Phrase aus dem langsamen Satz von Schumanns Cellokonzert zu spielen. Sein Ton klang durch sein schnelles Vibrato gefühlvoll, fast klagend.
“Was haben deine Eltern gezahlt”, fragte er.
“Zwanzigtausend.”
“Das ist in Ordnung. Der Klang ist sehr gut. Vielleicht ein bisschen leise. Aber das Cello passt gut zu dir. Herzlichen Glückwunsch!”
Er reichte mir das Instrument zurück und ich begann mit dem ersten Satz aus dem Dvorak-Cellokonzert.
“Du hampelst zu viel”, unterbrach er mich nach einer Weile.
“Du musst deine Emotionen direkt durch das Cello ausdrücken, hör auf zu zappeln!”
Ich versuchte, meinen Oberkörper ruhig zu halten und begann noch einmal.
“Und mehr Bogen hier”, rief Konrad.
Mit Erleichterung stellte ich fest, das ich keine Angst hatte ihm vorzuspielen.
“Nimm hier einfach den dritten, statt dem vierten Finger.”
Ich trug den neuen Fingersatz ein.
Nach der Stunde gingen wir zusammen zum großen Konzertsaal, wo ein Quartett-Konzert stattfand. Professor Konrad setzte sich und winkte mich auf den Platz neben sich. Stolz und glücklich setzte ich mich. Endlich hatte ich einen Unterstützer gefunden, der mich förderte und an mein Talent glaubte.

Nach meinem Aufenthalt beim Schleswig Holstein Festival war ich in der Lage, auch andere, gut bezahlte, Orchesterjobs zu kriegen. Über Anne, die dort bereits spielte, wurde ich Bode, dem Dirigenten der “Symphonieorchester Bonn” vorgestellt. Er schaute uns beide wohlwollend an und bemerkte: “Ich habe einfach das schönste Orchester in Deutschland!”

Bode war ein Wahnsinniger im besten Sinne. Er dirigierte sensibel und kraftvoll und konnte unvermittelt Tobsuchtsanfälle kriegen die wir mit Sorge um seine Herzgesundheit beobachteten.

Der Spaß dieser Engagements bestand darin, innerhalb von wenigen Tagen genug zu verdienen um damit das Studium für einen Monat finanzieren zu können ... und dabei auf den Orchestertouren mit klassischen und romantischen Werken die beste Zeit seines Lebens zu haben.
Anne und ich saßen an einem Pult und schwatzen leise, während Bode mit den Bläsern probierte. "Ruhe, verdammt noch mal!" brüllte er gelegentlich, und wedelte mit seinem Taktstock vor unseren Köpfen herum.

"Willst du mit unserer Klasse eine Tour mitmachen," fragte Anne mich mittags in der Mensa.
"Prof. Grünberg macht ein Programm für 12 Celli. Und seit du weg bist, sind wir nur noch zu zehnt. Sie lässt dich fragen, ob du mitmachen kannst."
Ich war begeistert. "Cool, sag ihr, ich spiel mit."

Einige Tage später trafen wir uns mit Grünberg zur Vorbesprechung.
"Für die `Bachianas Brasileiras´ brauche ich noch jemanden, der sauber spielt", sagte sie. "Angelika, mach du das."
Ich nahm die Noten entgegen und sah mit Freude und Entsetzen, dass ich einen prominenten Part neben Grünberg zu spielen hatte. Neben Werken für 12 Celli gab es auch Noten für Celloquartette und andere kleine Gruppen.
Auch ein neuer Student war heute dabei. Pablo, ein gut gelaunter Portugiese.
"You look like Jessey Norman", begrüßte er mich und lachte darüber, dass ich den Vergleich mit der üppigen amerikanischen Altistin nicht wirklich vorteilhaft fand.

Ich begann, Stunde um Stunde zu üben. Ich würde neben Frau Grünberg sitzen und sie würde sofort hören, wenn ich nicht gut vorbereitet war.

Als ich nach der 12-Celli-Tour wieder bei Professor Konrad auftauchte, hatte es sich schon herumgesprochen, dass Pablo und ich seither unzertrennlich waren. Er zog mich mit “meinem neuen hübschen Freund” auf und ließ sich geduldig von mir erzählen, wie ich nach den Konzerten mit Pablo ausgelassen im Tourbus getanzt hatte, während die Sopranistin, die mit uns aufgetreten war, durchs Mikrofon jazzte.
“Ich habe blaue Flecke an den Beinen, wo ich beim Tanzen gegen die Sitzlehnen gestoßen bin,” berichtete ich während ich mein Instrument auspackte.
“Lass dein Cello mal eingepackt”, sagte Konrad. “Ich lade dich zum Italiener am Ebertplatz ein.”
“Prima, ich habe eh nicht so viel für den Unterricht geübt wegen der Tour.”
Wir schlossen die Instrumente ein und liefen gemeinsam zum Restaurant.
Konrad bestellte Wein und Pizza und ich lächelte verlegen.
“Ich hatte echt Angst auf der Tour, mein Part war hammerschwer”, erzählte ich “Ich habe manchmal den Eindruck, das du dich durch das Cellospiel selbst therapierst.” meinte Konrad.
“Dabei bist du gar nicht schlecht. Du könntest es nicht nur im Orchester, sondern auch mit Kammermusik schaffen.”
“Wenn ich nur nicht so nervös wäre, ich sterbe bei jedem Auftritt!”
Ich war glücklich, mich ihm anvertrauen zu können.
Dann kam Konrad auf seine Kinder zu sprechen. Sein älterer Sohn, ein zarter Junge, wollte Tänzer werden, eine Entscheidung, die Konrad unterstützte. Er erzählte weiter von seiner Familie und kam auf die Konflikte in seiner Ehe zu sprechen. Obwohl ich ruhig zuhörte, war es mir unangenehm, diese privaten Details über seine Frau zu kennen. Der Stolz, hier mit meinem

Professor zu essen, Aufmerksamkeit und Komplimente zu bekommen, mischte sich mit einem leichten Unbehagen.
Als Konrad auf dem Weg zurück meine Hand nahm, atmete ich nervös ein und verabschiedete mich hastig, als wir an der Hochschule ankamen.

Ich erzählte Shauna am Abend von dem Essen, ließ aber beiseite, wie ich Hand in Hand an Konrads Seite gegangen war.
Stattdessen berichtete ich davon, dass er mir gegenüber seine Professionalität nicht gerade ernst nahm. Shauna kannte das von ihrem Professor, der gegenüber seinen Schülerinnen auch nicht viel Distanz wahrte. Es gab sogar ein Gerücht, er habe mit einer jungen brasilianischen Studentin eine Affäre gehabt.
"Find ich nicht in Ordnung, dass er mit ihr rummacht", sagte sie.
"Ich kann mir auch nicht vorstellen, mit Konrad was anzufangen, er ist ja nicht gerade eine Schönheit!"
"Ja!" lachte Shauna und wir sprachen über andere Dinge.

Mein Studentenzimmer, das ich während des letzten Studienjahrs bewohnte, lag im Erdgeschoss. Tag und Nacht mussten die weißen Vorhänge zur Straße hin geschlossen sein, denn direkt gegenüber saßen zwei Sex Arbeiterinnen.
Abends versammelten sich Herren vor meinem Fensterbrett und ich hörte die Preisverhandlungen mit Resi oder Roswitha.
"Arbeitest du?", fragte der Kunde. Oder auch nur: "Wie viel?"
Resi lehnte mit ihrem üppigen Busen aus dem Fenster und machte klare Ansagen: "30 Mark mit Gummi."
Ich gewöhnte mich an das nächtliche Treiben und freundete mich mit den beiden Frauen an, die ohne zu murren mein stundenlanges Üben als Geräuschkulisse hinnahmen.

Eines Morgens, als ich mich für die Hochschule zurecht machte, fiel eine Fensterscheibe aus dem Rahmen des Badezimmerfensters. Ich verschob die Probe mit meiner Pianistin und erwarb beim Glaser eine neue Scheibe und Kitt.

Als ich versuchte, das Glas in den Rahmen einzusetzen hörte ich eine Stimme: “Nein, warte - ich helfe!”
Der kleine alte Mann, der mit seiner Frau im Hinterhof lebte, winkte mir zu. Einige Momente später stand Sevko in meinem Bad und setze nur mit einem Taschenmesser ausgerüstet fachgerecht die neue Scheibe ein.
“So, Zura! Jetzt kommst du zu uns, Serifa macht guten Kaffee ... Piti Kafu.”

Sevko und Serifa waren aus Bosnien geflohen und mit ihren Töchtern nach Köln gekommen. Während Serifa rauchend einen Topf Mocca braute, erkundigte sich Sevko nach meiner Arbeit. “Du spielst immer nur gugugu” gestikulierte er, “besser eine gute Arbeit. In der Fabrik.”

Serifa stellte die dampfende Kanne auf den Tisch und als ich den Kaffee probierte, wusste ich sofort, dass Sefko nicht übertrieben hatte. Der herbe Mocca in Kombination mit Milch und viel Zucker, war ein Traum.

Nun, da wir uns kannten, verbrachte ich viel Zeit bei den Bosniern. Sie baten um Hilfe wenn sie zum Amt mussten oder einmal meine Badewanne nutzen wollten, und ich konnte jederzeit klingeln und bei Ihnen eine Portion Wärme und Liebe erhalten, stets in Kombination mit viel Mocca und Zigaretten.

Auch Sevko hatte sich mit Resi und Roswitha angefreundet und sagte scherzhaft zu Serifa “Ich gehe jetzt spazieren, Brüste anschauen.” Dann zwinkerte er ihr zu und sie lachte verlegen.

Eines Tages kam ein Dekan der Hochschule auf mich zu und fragte, ob ich bereit wäre, Studierende im Fach Cello zu unter-

richten, die am Studiengang Schulmusik teilnahmen. Ich sagte spontan zu.
Kurz darauf begann ich mit den Unterrichtseinheiten und bemerkte, dass ich gut vermitteln konnte, wie die Studierenden ihre Technik verbessern und die Stücke musikalisch mit Leben füllen konnten. Glücklicherweise hatte ich ausschließlich nette Student*innen und so war dieser Nebenjob äußerst angenehm.

Ein halbes Jahr später hörte ich über eine Freundin, dass der Fachbereich Schulmusik der Universität Köln ebenfalls auf der Suche nach einer Lehrbeauftragten für das Fach Cello war. Eilig bat ich den Dekan um ein Empfehlungsschreiben und stellte mich bei der Universität vor.

Ich bekam die Stelle und durfte erstmalig auch Prüfungen abnehmen. Die Tage an der Universität waren schlecht bezahlt, die Verträge jeweils auf ein Semester begrenzt. Trotzdem stürzte ich mich voller Begeisterung auf die neue Aufgabe und versuchte, eine mildere Version von Professor Grünberg zu sein.

Kurz nach dem Restaurantbesuch mit Konrad musste ich mich einer kleinen Operation unterziehen. Ich lag im Marienhospital, das sich direkt neben der Hochschule befand.

Am Morgen nach der OP öffnete sich die Zimmertür und ein junger Pianist, den ich gut kannte kam an mein Bett und grinste. Er verdiente sich sein Studium als Pflegehelfer.
“Na?”, begrüßte er mich und reichte mir einen Stapel CDs.
“Ich hab dir ein bisschen Unterhaltung mitgebracht.”
Ich schämte mich ein wenig, das dieser hübsche Junge mich ungeduscht im Nachthemd sah, gleichzeitig merkte ich, das ich mich wohl fühlte. Ich wurde versorgt und verwöhnt.

Nachmittags kam Anne zu Besuch. Sie half mir ins Badezimmer, begann aber zu wackeln. “Halt mich fest!” rief ich. Aber Anne schwankte und musste sich setzen.
“Dein Beutel mit Blut macht mich fertig.”
Ich ging allein ins Bad und mir fiel wieder auf, wie wohl ich mich trotz der leichten Schmerzen fühlte. Immer wieder kamen Freunde vorbei und das machte mich glücklich.

Bestimmt würde Konrad mich auch besuchen, dachte ich. Vielleicht würde er sich die Zeit meiner Cellostunde nehmen, die wegen meiner Krankheit ausfiel. Er würde er sich zu mir setzen und mit mir Witze machen. Ich war mir so sicher, das ich eine Schwester bat, mir beim Duschen zu helfen. Für Konrad wollte ich frisch gewaschene Haare haben und nach Pflegeprodukten duften. Voller Vorfreude malte ich mir die Lippen an und setzte mich dekorativ im Bett zurecht.

14:00 Uhr ... ich wartete. Sicher holte er sich noch einen Kaffee in der Mensa. Die Minuten zogen sich endlos, schließlich öffnete sich die Tür. Die Schwester.
Ich wartete bis zum frühen Abend. Erst dann konnte ich glauben, dass Konrad doch nicht kommen würde.

Shauna, Pablo und Anne gegenüber erwähnte ich meine Enttäuschung nicht und freute mich an den langen Abenden mit ihnen, die von den Krankenschwestern trotz der Lautstärke geduldet wurden.

Nach meiner Entlassung fuhr ich zu Konrads Cello-Meisterkurs auf einer alten Burg. Zwar konnte ich noch nicht wieder Cello spielen, aber ich hörte bei den Unterrichtsstunden der anderen Schüler zu.
“Wo wirst du übernachten?”, fragte Konrad mich beim Mittagessen.

“Mal schauen, vielleicht kann ich bei den anderen Studenten mit ins Hotel.”
“Du kannst gerne bei mir in der Wohnung schlafen”, bot er mir an.
“Super, danke”, sagte ich und unterdrückte meine Aufregung.

“Hier ist dein Zimmer”, sagte Konrad am ersten Abend nach dem Kurs und jagte einige Fledermäuse aus dem geöffneten Fenster. “Wenn du noch was brauchst, melde dich. Schlaf gut!” Er zwinkerte mir zu, nahm mich kurz in den Arm und schloss die Tür hinter sich.
Ich machte mich bettfertig und zwang mich, nicht zu hoffen, dass er in der Nacht zu mir kommen würde.

Als ich aufwachte und in die Küche kam, bereitete Konrad gerade das Frühstück vor. Ich vertilgte glücklich ein Schinkenbrot. “Wir können ja auch zusammen nach Köln zurück fahren”, schlug er vor. “Ich nehme dich gern mit.”

Während der letzten Unterrichtseinheiten wartete ich schon voller Nervosität auf die Rückfahrt.
Ich sah zu, wie Konrad sein Gepäck zusammenpackte und zitterte leicht, als er auf dem Weg zum Auto wieder meine Hand in seine nahm.

Ich hätte endlos mit ihm im Auto sitzen, reden und lachen können und war traurig, als er vor meinem Haus anhielt. Er holte meinen Koffer aus dem Auto, umarmte mich und küsste mich auf die Wange. “Und du hältst die Klappe!”, flüsterte er mir zu, ließ den Wagen an und lachte.

Mit gerötetem Gesicht lief ich in mein Zimmer und liess mich auf mein Bett fallen. “Hammer”, flüsterte ich mir selber zu und grinste die Zimmerdecke an. Dann holte ich mein Tagebuch und begann zu schreiben. Mir war klar: Ich fühlte mich zu Konrad

hingezogen. Und Tage wie heute schienen zu zeigen, dass auch er mich mochte. Nur in welchen Situationen wir "Lehrer und Schülerin" waren und er eine Autorität, und wann ich ihn als "Freund" sehen durfte, entschied er allein.
In mein Glücksgefühl mischte sich Hilflosigkeit und das schlechte Gewissen, etwas Verbotenes zu tun.

Ein Jahr noch, dann würde ich meine künstlerische Reifeprüfung ablegen müssen. Ich war schon jetzt ein nervöses Wrack. Nur eine Stunde würde ich haben, um die Professor*innen zu überzeugen. Alle vorherigen Konzerte und Vortragsstunden wurden nicht in die Abschlussnote einbezogen. Ich brauchte eine Eins, um mein Ziel zu erreichen, ein Aufbaustudium (heute Masters Degree) in Detmold beginnen zu können.
Ich wählte als Konzertprogramm das D-Dur-Cellokonzert von Joseph Haydn, Bachs 4. Cellosuite und die Sonate für Violine und Klavier von Cesar Franck in der Bearbeitung für Cello und Klavier.

Prof. Konrad verwirrte mich weiterhin sehr. Manchmal warb er ganz offen um meine Zuneigung, dann wieder zog er sich zurück in die Rolle des Professors. Meine Unsicherheit und das ständige Gefühl, mich auf verbotenem Terrain zu bewegen, kamen hinzu. Eines abends saßen wir im halbdunklen Unterrichtsraum und er demonstrierte mir eine sich steigernde Phrase aus Schumanns Cellokonzert. "Siehst du, ich kann dir auch Orgasmen geben",flüsterte er und schien sich über meine Verwirrung zu amüsieren. Ich marschierte nach dem Unterricht schnurstracks nach Hause, beschämt und erregt zugleich.
Leider hatte ich niemandem, der mit mir meine verwirrenden Emotionen sortieren konnte. So gab ich allein Konrad die Schuld für mein Unbehagen und entschloss mich, bei Professor Carneiro in Detmold Stunden zu nehmen und mit ihm meine Reifeprüfung (heute Bachelor) vorzubereiten. Ich spielte gegen den Rat von Professor Konrad in Detmold vor und wurde zugelassen.

Nur die Cellostunden nahm ich in Detmold, ansonsten blieb ich Studierende der Kölner Musikhochschule.

Am Morgen der Prüfung wachte ich mit Krämpfen auf, stellte entsetzt fest, dass ich meine Regel bekommen hatte. Ich nahm ein Schmerzmittel und legte mich wieder hin. Gegen Mittag zog ich mein von Anne geliehenes Abendkleid an und lief zur Hochschule.

Die Panik die mich erfüllte, war kaum auszuhalten. Der Kammermusiksaal war bis auf den letzten Platz belegt. Direkt unter der Bühne saßen die drei Celloprofessoren und Frau Prof. Grünberg und machten sich Notizen. Gott sei Dank hatte ich nur meine Freund*innen im Blick, die nach jedem Stück vehement klatschten.

Nach dem letzen Stück verliess ich erleichtert die Bühne, umarmte meine Klavierbegleiterin und wartete auf die Notenverkündung.

Wir warteten angespannt für einige lange Minuten. Dann sah ich Konrad auf mich zu kommen. Sein Gesicht war ernst und mir schlug das Herz bis zum Hals. “Es gibt gute und schlechte Einsen”, setzte er an, “du hast eine Schlechte!”

Ich ignorierte diese bittere Bemerkung und fiel Pablo um den Hals. Eine glatte Eins war eine Eins. Und das bedeutete: Ich würde in Detmold bei Professor Carneiro weiterstudierten dürfen.

Im Sommer nach der Abschlussprüfung fühlte ich mich einsam. Pablo war schon vor einiger Zeit wieder nach Portugal zurückgekehrt. Und auch Shauna, meine nächste Bezugsperson, studierte jetzt in New York. Ich vermisste beide.

Selbst Professor Konrad vermisste ich. Ich schämte mich, weil ich ihn meinen Freunden gegenüber als denjenigen dargestellt hatte, der mich aus einer Machtposition heraus zu verführen versucht hatte. Faktisch stimmte das. Aber es stimmte auch, dass ich noch immer an ihm und seiner Anerkennung hing.

Kapitel Vier

Klarkommen

Der Zug fuhr über die Rheinbrücke, geradewegs auf den Dom zu. Der Anblick der Reiterstatuen am Brückenaufgang machte mich froh. Köln bedeutete, Zuhausesein, ankommen.
Meine Eltern hatten während meines Krankenhausaufenthaltes meine Wohnung aufgelöst. Ich hatte nur einen Koffer und mein Cello bei mir.
Ein Freund war gerade auf Orchestertournee und lieh mir seine winzige Wohnung direkt über einer türkischen Bäckerei, deren süßlicher Geruch durch das Fenster hineinwehte.
Ich duschte in der kleinen Badewanne in der Küche, zog mir frische Kleidung an und ging schnell zu meinen ehemaligen bosnischen Nachbarn Sevko und Serifa hinüber.
Im Wahn hatte ich sie aus Scham nicht sehen wollen, jetzt aber freute ich mich, ihnen erzählen zu können, dass es mir gut ging.

Als Serifa die Tür öffnete, schlug mir der vertraute Geruch von Mocca und Zigaretten entgegen.
Dann saß ich zwischen ihnen, rechts der kleine gedrungene Sevko, links die hagere Serifa. Beide hatten die Arme um mich gelegt, weinten und lachten und redeten in einem Gemisch aus bosnisch und deutsch auf mich ein: "Zura moja! Mädchen, endlich bist du wieder da! Sjedi! Piti Kafu! Komm, setz dich! Trink Kaffee!"

Im Juni, kurz nach meiner Ankunft in Köln, rief Tim mich überraschend an und schilderte mir aufgeregt, er sei vor ein paar Tagen in Freiburg mit dem Fahrrad aufgebrochen und wäre jetzt nur eine Tagesfahrt von Köln entfernt. Wir verabredeten uns für den nächsten Mittag an der Deutzer Brücke.

Ich zog mir ein schönes Kleid an, legte dunklen Lippenstift auf und lief voller Vorfreude zum Rheinufer. Und wirklich: am Aufgang zur Brücke stand er, das Fahrrad neben sich. Beide waren voller Matschspritzer. Wir fielen uns in die Arme und ich erinnere mich noch an das warme Gefühl des Verliebtseins, das sich sofort in mir ausbreitete.
Die nächsten drei Tage verbrachten wir fast ausschließlich im Bett des winzigen Zimmers über der Bäckerei.

Wöchentlich ging ich in die kleine Praxis von Frau Dr. Graf, meiner Psychologin, und sprach mit ihr über meine Unsicherheiten und Ängste. Sie ermutigte mich, meine Karriere als Cellistin wieder aufzunehmen. Ich schämte mich aber zu sehr darüber, dass alle Kolleg*innen meine Diagnose kannten und ich von der "talentierten" zur "armen" Angelika geworden war. Zwar hatte ich weiter Kontakt zu meinen alten Freund*innen, aber die innere Unsicherheit machte die Begegnungen zu einer schwierigen Angelegenheit.

Wenn ich meine alten Tagebücher aus der Zeit nach dem ersten Krankenhausaufenthalt lese, bin ich erschüttert darüber, wie sehr mich die Idee "Du bist verrückt" aus der Bahn geworfen hatte. War ich vor meinem Sprung von der Brücke eine aktive junge Frau, eingebunden und geschätzt in einem großen Bekanntenkreis, so wusste ich jetzt manchmal nicht mehr, wie ich mit "gesunden" Menschen sprechen sollte.
Wenn ich von einem Treffen mit Freund*innen nach Hause fuhr, versuchte ich verzweifelt, alles, was ich gesagt hatte, zu erinnern, um zu prüfen ob ich mich in irgendeiner Form merkwürdig verhalten hatte. Ich war besessen von der Frage, was die Anderen wohl von mir dachten, oder, schlimmer noch, über mich sagten. Ich stellte mir vor, wie sie über mich sprachen. Ich lauschte diesem inneren Wispern und schämte mich meiner selbst.
Die Monate, in denen ich eingesperrt gewesen war, hatten mir etwas ganz Wesentliches genommen: Das Vertrauen in die Echt-

heit meiner Gefühle und Wahrnehmungen. Und den Glauben daran, dass ich ein wertvolles menschliches Geschöpf war.

Obwohl ich noch mit Tim ausging, liebte ich auch Frau Graf. Sie stand für eine umfassendere Form der Liebe ohne Bedingungen, die Tim mir nicht geben konnte. Ich hatte die Phantasie, dass sie eines Tages meine Gefühle erwidern würde.

Frau Graf fand, ich sei für die Bühne geboren. Wenn ich schon nicht Cellistin bleiben wolle, könnte ich eine Karriere in den Medien anstreben. Eher scherzhaft ging ich auf die Idee mit den Medien ein und versprach, mich auf einen Versuch einzulassen.
Ich bat einen Fotografen, Bilder von mir zu machen und schrieb dann einen Lebenslauf um mich für den TV Sender VIVA zu bewerben, der in Köln produzierte. Das ich nie von VIVA hörte überraschte mich nicht, und was noch besser war, Frau Graf brachte das Thema Medien nicht mehr zur Sprache.

Der Wecker klingelte. Es war 4:30 Uhr und ich rollte mich auf die andere Seite. Tim, der gerade aus Freiburg zu Besuch war, nahm mich in den Arm und flüsterte: "Du musst aufstehen."
Ich trank einen starken Kaffee, duschte, und schwang mich auf mein Rennrad. Durch die noch schlafende Stadt fuhr ich zum Dom. In dessen Nähe befand sich das Hotel, in dem ich jeden Morgen das Frühstück für die Gäste zubereitete und servierte. Ich trug Tims Jeansshorts und ein knappes schwarzes T-Shirt.
Der Nachtmanager, ein netter Student, dessen Frau als Rezeptionistin arbeitete, hatte in der Kofferablage ein kleines unerlaubtes Nickerchen gehalten und öffnete erst beim zweiten Klingeln die automatische Tür.
Im Keller hing meine Hoteluniform: ein sehr kurzer schwarzer Rock und eine grün-weiß gestreifte Bluse. Die schwarzen Ballerina Schuhe waren bequem und ich konnte schnell in ihnen laufen.
In der Küche angekommen stellte ich die Kaffeemaschinen an, bereitete die Käse- und Wurstplatten vor und baute ein kleines

Buffet im Frühstücksrestaurant auf. Danach blieben mir noch fünf Minuten um in der Stille vor dem Ansturm eine Zigarette in der Bar zu rauchen.
Die Gäste waren meist Geschäftsleute, die ihre Produkte auf den Kölner Messen vorstellten.
Ich schenkte Kaffee aus, machte Smalltalk und lächelte. Um zehn Uhr begann ich mit dem Abräumen und war gerade dabei die Spülmaschine einzuräumen, als die Chefin zu mir in die Küche kam.
“Haben Sie kurz Zeit?” fragte sie, “mein Mann und ich würden gerne etwas mit Ihnen besprechen.”
Nervös setzte ich mich dem immer sehr ernst wirkenden Chef gegenüber in eine Frühstücksnische.
“Wir wollten Sie fragen, ob sie an der Rezeption arbeiten würden, begann der Chef. Meine Frau sagt, ihr englisch sei sehr gut und die Gäste kommen gut mit ihnen klar.”

Ich konnte mein Glück nicht fassen. die schwangere Frau des Nachtportiers arbeitete in der Nachmittagsschicht und begann erst um 14 Uhr.
Spontan sagte ich zu und nannte eine lächerlich niedrige Gehaltsvorstellung, die die Eigentümer des Hotels sofort akzeptierten.
So begann meine Zeit als Rezeptionistin im Hotel “Rheinblick”. Ich kam Mittags ausgeruht an, wurde von der immer schlecht gelaunten Chefrezeptionistin empfangen und bekam Anweisungen für den Nachmittag. Dann war ich allein mit den Gästen bis zum späten Abend. Meine Aufgabe bestand hauptsächlich darin, gut auszusehen und charmant zu sein. Die An- und Abreisen der Reisegruppen waren dank meiner Englischsprachigkeit gut zu organisieren und so saß ich stundenlang hinter meinem Tresen, schwatzte mit den vorbeikommenden Gästen und bediente das Telefon.

In mir war eine große Unsicherheit und Hilflosigkeit was meine Sexualität betraf. Zwar trennte ich mich nach einer Weile von Tim, aber ich wollte noch nicht wahrhaben, dass ich mich schon immer auch zu Frauen hingezogen fühlte. Die Liebe zu meiner Psychologin und die sexuelle Begegnung mit Anne in der Uniklinik, versuchte ich als Teil meiner Krankheit abzutun. Eines Tages während eines Termins bei meinem Psychiater konnte ich nicht länger an mich halten und erzählte ihm, dass ich mich zu Frau Dr. Graf hingezogen fühlte. Bedächtig erklärte er mir, das es sich wahrscheinlich um ein Übertragungsphänomen handelte, was bei einer Therapie natürlich, und kein Grund zur Sorge sei. Als ich ihm aber meine Unsicherheit bezüglich meiner sexuellen Ausrichtung gestand, riet er mir, Dr. Graf davon zu erzählen.

In der nächsten Therapiestunde nahm ich all meinen Mut zusammen und gestand ihr, dass ich furchtbar verliebt in sie war. Sie reagierte überrascht und es zeigte sich jetzt innerhalb von Sekunden, dass dies ein Traum bleiben würde.

Ich kam zu dem Schluss, es sei besser, unsere gemeinsame Arbeit zu beenden. Mit einem Gefühl tiefer innerer Verwundung fuhr ich nach Hause und konnte lange nicht aufhören zu trauern. Einige Stunden ging ich zu einem von Dr. Graf empfohlenen Kollegen, dann gab ich die Therapie auf.

In einem Cafe am Ebertplatz saß ich über meinen Bewerbungsunterlagen für die Katholische Hochschule für Sozialarbeit. Ich hatte mich doch noch für ein Studium entschieden und wählte Soziale Arbeit, um Menschen in Krisen unterstützen zu können.
Handschriftlich, wie es damals üblich war, schrieb ich meinen Lebenslauf und liess dabei geflissentlich den Klinikaufenthalt zu einem Auslandsaufenthalt werden.
Aus dem Augenwinkel sah ich eine mir bekannte Gestalt. Aber erst als ich die Stimme hörte konnte ich die zierli-

che Frau zuordnen. Es war meine Kunsttherapeutin aus der Universitätsklinik.
Sie hatte mich auch gesehen und kam kurz an meinen Tisch.
Stolz erzählte ich ihr von meinem Wunsch, Sozialarbeit zu studieren. Dann sprachen wir über meinen Aufenthalt in der Klinik. Auf sie hatte mein Verhalten gegen Ende meines Aufenthaltesl provokativ gewirkt. Niemand im Behandlungsteam hatte gemerkt, wie wahnhaft ich war und dass ich die grausamen Befehle meiner "Stimmen" befolgte, die mich ausdrücklich dazu zwangen dafür zu sorgen, dass mich meine Bezugspersonen ablehnten.
Es war bewegend für mich, ihr jetzt sagen zu können, das sie meine engste Vertraute gewesen war und das ich durch ihre Therapie beginnen konnte, mich selbst nicht mehr als das "Tier" wahrzunehmen, diese abgrundtief böse Wesenheit, als die ich mich gesehen hatte.

Die Bewerbung hatte Erfolg und nach einem halben Jahr Sozialpraktikum als Pflegehelferin in einem Altenheim begann ich mein Studium.
Ich musste mich durch Jobs in der Pflege finanzieren und zog in ein Studentenheim, um meine Mietkosten zu senken. Niemand dort kannte meine Geschichte und es war schön, mit anderen jungen Frauen zusammen zu wohnen. Ich war zwar deutlich älter als sie, fühlte mich aber wohl mit ihnen. Frühmorgens ging ich zur Arbeit, frühstückte dann mit den anderen in der kleinen WG-Küche und zog dann los zur Fachhochschule.

Dort hatte ich bald eine kleine Gruppe von anderen Studierenden in meinem Alter gefunden und ich stürzte mich voller Begeisterung in die Bewältigung des Lernstoffes.

Ich stand am Tresen des Partyraums und unterhielt mich mit dem Geburtstagskind, einer Freundin von mir. Plötzlich tauchte

neben ihr der Kopf einer Frau auf, die mich an ihren Tisch einlud.
"Birgit und ich sitzen da hinten, komm, setz dich dazu."
Neugierig, folgte ich ihr, das Kölschglas in der Hand.
Zwei Stunden später saßen Yvonne, Birgit und ich auf der Anrichte der Küche, baumelten mit den Beinen, lachten, rauchten und tranken. Ich erfuhr, dass sie ein lesbisches Paar waren, das sich erst vor kurzem kennengelernt hatte. Für beide war es die erste Beziehung zu einer Frau. Ich hörte ihnen aufmerksam zu. Sie schienen keine Schwierigkeiten zu haben ihre Beziehung offen zu leben. Sie wirkten selbstbewusst und glücklich.
Könnte ich auch so leben?
Irgendwann im Laufe des Abends fanden wir heraus, dass wir Nachbarinnen waren. Yvonnes Wohnung lag nur wenige Minuten von meinem neuen Zimmer entfernt. Wir tauschten Adressen aus und verabredeten uns.

Einige Tage später klingelte es an meiner Wohnungstür. Yvonne stürmte mit Birgit die Treppe hoch, ein Kleidungsstück in der Hand. "Wir haben dir was mitgebracht" rief sie und beide fielen außer Atem auf meine Küchenstühle. "Das musst du sofort anprobieren, wir wollen dich anglotzen", kicherte Birgit und schob das Kleidungsstück über den Tisch zu mir.
Es war ein in wilden Regenbogenfarben geringelter Body, den sie im Jeansgeschäft unter meiner Wohnung gesehen und gekauft hatten. Ich zog mich um und kombinierte den Body mit einem grünen Minirock. Birgit und Yvonne nickten zustimmend und teilten mir mit, ich sei jetzt bereit, mit ihnen auf eine Frauenparty zu gehen. Ich zögerte und zierte mich. Meine Ängste, offen zu legen, dass ich mich auch zu Frauen hingezogen fühlte, waren enorm.

Nach einigen Wochen ließ ich mich endlich zu einer Frauenparty überreden und Birgit und Yvonne halfen mir, meine Partygarderobe auszuwählen. "Die Frauen haben da immer nur Jeans und ein T-Shirt an", erklärte Birgit. Ich entschied mich trotzdem für einen Minirock und ein Shirt. Statt Turnschuhen wählte ich schwarze Schuhe mit Absatz.

Als wir die Tür zum "Stollwerk", einem Kölner Bürgerhaus, erreicht hatten, schlug mir das Herz bis zum Hals. Ein Melissa-Etheridge-Song schallte uns entgegen und ich hatte noch nie so viele lesbische Frauen auf einmal gesehen. Wir tauchten in das Gewühl ein. "Wir gehen tanzen," brüllte Birgit und zog Yvonne auf die Tanzfläche.
Meine Freundinnen hatten recht gehabt, keine andere Frau trug einen Rock. Ich schaute auf die Beiden und beneidete sie ein wenig um ihren Mut.
Die D-Jane wechselte zu "Don`t speak" von No Doubt.
Ich mochte die Musik, traute mich aber nicht zu tanzen. Ich hatte Angst mich zu zeigen. Am liebsten hätte ich einen Umhang getragen, der mich dort bleiben, und beobachten ließ ohne selbst gesehen zu werden.

Der Lesbenstammtisch im Universitätsviertel war ein lauter Haufen von Frauen aller Altersstufen.
Ich saß eingezwängt neben Birgit und einer lebhaften Französin. Plötzlich hockte sich eine hübsche Frau, die zuvor am anderen Ende des Tisches gesessen hatte, neben mich. "Ich wollte dich auch kennenlernen, du sitzt so weit weg von mir." Susanne war Psychologin, jobbte aber gerade als Kellnerin. Noch auf dem Heimweg unterhielten wir uns lebhaft und tauschten Telefonnummern aus.

Zwei Tage später lud mich Susanne zu einem Konzert im Stadtgarten ein. Extra schön angezogen, bahnte ich mir einen Weg durch die Menschen. "Komm, wir stellen uns direkt vor die Bühne", forderte Susanne mich auf.
Die Sängerin startete mit dem ersten Set und wir begannen zu tanzen. Ich beobachtete gut gelaunt wie Susanne alle Lieder laut mitsang. Nach jedem Song pfiffen und brüllten wir begeistert.

"Wollen wir unten in der Bar noch ein Kölsch trinken?" Sie nahm mich an die Hand und zog mich in den blau beleuchteten Keller.

"Erzähl mir von dir", bat sie.
"Ich war Cellistin, dann bin ich krank geworden und von einer Brücke gesprungen", begann ich. "Ich habe Schizophrenie, es geht mir aber schon besser."
"Warum ist das so wichtig? Ich finde, Diagnosen sind nur kleine Kästchen, die den Psychologen helfen, aber du musst dich ja nicht nur als schizophren identifizieren."
"Hm."
"Du bist einfach nur sehr sensibel und hast einen Weg gesucht, mit deinen Verletzungen umzugehen," sagte sie und sah mir ins Gesicht.
Ich lächelte sie an, erleichtert, dass meine Geschichte sie nicht abzuschrecken schien.
Erst am frühen Morgen nahmen wir die U-Bahn nach Hause.

Auf Yvonnes Geburtstagsparty traf ich Susanne wieder.
Der Abend war schön. Yvonne, die Gitarre spielte, und ich machten Kammermusik und tranken Kölsch mit den anderen Frauen. Als ich die Party verließ, stand auch Susanne auf. "Komm, ich trag dir das Cello nach Hause", scherzte sie, nahm aber wirklich das Instrument auf den Rücken und fuhr mit mir zum Studentenheim, in dem ich ein winziges Zimmer im Erdgeschoss bewohnte.
"Darf ich noch mit reinkommen?" Susanne nahm wieder meine Hand. Etwas verlegen bat ich sie herein. Dann setzen wir uns auf mein Schlafsofa und redeten. Die Zeit verging und ich merkte, dass Susanne nicht vorhatte, zum Schlafen nach Hause zu fahren. Trotzdem saß ich leicht angespannt da, ohne mir etwas anmerken zu lassen.
Gegen vier Uhr morgens flüsterte Susanne: "Vielleicht sollten wir das Licht ausmachen". Und dann küssten wir uns. Ihr Mund

war ungewohnt zart und ich verlor in ihren Armen langsam meine Ängste.
Wir schliefen nebeneinander ein, ohne uns geliebt zu haben. Susanne hatte meine Nervosität gespürt und vorgeschlagen, mit dem ersten Sex noch zu warten.
Als wir uns einige Tage später zum ersten Mal liebten, war ich so überwältigt, dass ich nach dem Höhepunkt zu weinen anfing. Susanne hielt mich noch lange fest und ich merkte, dass ich begonnen hatte, sie zu lieben.

Plötzlich lebte ich ein Leben als offen lesbische Frau. Ich entdeckte, dass meine Ängste bezüglich dieser Lebensform unbegründet gewesen waren. Wenn sich etwas änderte, dann eher zum Positiven. Susanne und ich wurden oft zu Parties eingeladen und sowohl meine hetero- als auch meine homosexuellen Freund*innen reagierten erleichtert auf mein Coming Out.

Ich lernte die Szene besser kennen und machte regelmäßige Ausflüge ins Zentrum für Schwule und Lesben, sah mir witzige Dragshows an, besuchte schwul-lesbische Filmfestivals und las mich durch die grundlegende Literatur aus dem Lesbenbuchladen. Stolz trug ich eine kleine silberne Doppelaxt um den Hals, damals das inoffizielle Erkennungszeichen für Lesben.

Es machte mir auch Spaß, mich jetzt maskuliner zu kleiden. Ich trug tagaus, tagein schwarze Biker-Stiefel kombiniert mit einer Lederjacke aus einem Secondhandladen. Nur die langen Haare und die Verwendung von dunkelrotem Lippenstift behielt ich bei.

Trotz der Stabilität, die meine Liebe zu Susanne mir gab, fühlte ich mich während meines Sozialarbeitsstudiums oft den Anforderungen meines Alltags nicht gewachsen. Da war zum einen meine Unsicherheit im Kontakt zu Menschen. Dazu kam, dass ich noch unter einer hohen Dosis meiner Medikamente stand, deren Nebenwirkungen Müdigkeit und Unkonzentriertheit mit sich brachten.

Ich suchte nach Möglichkeiten, mich zu stabilisieren. Eine Therapie konnte ich mir nach dem Liebeskummer um Frau Dr. Graf nicht vorstellen.

Eine erste Hilfe boten die 12-Schritte-Gruppen von EA (Emotions Anonymus). Dort fand ich gleichgesinnte Menschen und konnte anonym meine Schwierigkeiten thematisieren. Wir trafen uns in einer Kirche am Neumarkt und alle konnten von sich erzählen. Obwohl es gegen die Regeln verstieß, sich gegenseitig zu kommentieren, nahm öfter jemand auf meinen Beitrag Bezug und ich bekam die so dringend nötige Rückmeldung, dass ich in Ordnung war, so wie ich war.

Auch außerhalb der Meetings begann ich mich mit Mitgliedern zu treffen und die Freundschaften, die sich daraus ergaben, hatten eine besondere Qualität: Unsere Fähigkeit, ohne Masken zu zeigen wie wir wirklich waren.

Über fünf Jahre gehörte ich EA an, dann hatte ich das Gefühl, den Gruppen entwachsen zu sein.

Kapitel Fünf

ShantiMayi

Eines Tages im Herbst 1997 bat mich Susanne, sie auf eine Veranstaltung zu begleiten. Eine spirituelle Lehrerin sei in der Stadt und die Freunde aus ihrer neuen WG hätten Lust, mit uns zusammen dorthin zu gehen.
Ich hatte keine Lust. Mürrisch zog ich mir ordentliche Kleidung an, bestand aber darauf meine schwarzen Motorradstiefel zu tragen.

Wir fuhren zu den alten Lagerhäusern am Rheinufer. Die Hallen dort waren riesig und wurden oft für kulturelle Events gemietet. Etwa 400 Menschen hatten sich eingefunden, sie saßen auf Stühlen und auf Kissen am Boden. Obwohl ich mich fehl am Platz fühlte und die Stiefel am Eingang hatte ausziehen müssen, wartete ich geduldig auf das Erscheinen der Lehrerin und hörte derweil der Musik zu, die überraschend mitreißend war.

Plötzlich erhoben sich alle Anwesenden und eine Frau mit kräftigem blonden Pferdeschwanz, ganz in Weiß gekleidet, schritt durch die Reihen der Wartenden und nahm vor uns auf einem Sessel Platz. Sie kreuzte die Beine zum Lotussitz und begann herzlich zu lachen. ShantiMayi begrüßte einige ihrer Schüler*innen und begann dann Fragen zu beantworten und Ausführungen zum Thema Buddhismus zu machen.
Ich konnte sie verstehen, weil ich gut Englisch sprach. Trotzdem war es mir unmöglich ihr lange zuzuhören. Ein Kloß begann sich in meinem Hals zu bilden und ich verspürte das Bedürfnis zu weinen. Verzweifelt versuchte ich, rational und in Kontrolle zu bleiben. Aber in mir löste sich etwas, das ich nicht aufhalten konnte.

Der durchdringende Blick von ShantiMayi wanderte zu den Anwesenden im Saal und ich wusste nicht ob sie mich ansah oder eine Person in meiner Nähe. Trotzdem konnte ich mich nicht mehr aufrecht halten. Ich beugte mich vor, schob die Hände vor mein Gesicht und begann unkontrolliert zu weinen. Ich war nicht nur bewegt, es war ein Gefühl der völligen Überwältigung und des endlich Nach-Hause-Kommens.
Am nächsten Abend gingen wir wieder dorthin und wir beide fühlten uns intensiv angezogen von dieser Frau, die völlig un-eitel und mit großer Weisheit über das Leben sprach.

“Ich bin so glücklich wie noch nie”, flüsterte ich Susanne zu.
Wir lagen auf meinem Bett und sie nahm meine Hand. “Ich auch”, sagte sie. “Lass uns irgendwann heiraten. Und nach deinem Studium würde ich gern mit dir auswandern.”
“Wohin?” fragte ich
“Ich weiß nicht, Indien wäre ein Traum!” sagte sie.
“Dann wären wir im Winter immer bei Shantimayi”
“Wir suchen aber schon jetzt nach Verlobungsringen, ich will nicht warten”, sagte ich.
“Wir könnten uns an Weihnachten verloben, nur wir beide” sagte Susanne und öffnete die Knöpfe meines Hemdes.

Zu dieser Zeit arbeitete ich neben dem Studium in einer Wohngruppe für geistig behinderte Menschen. Am Weihnachtsabend hatte ich Spätdienst und wollte mit den Bewohner*innen Musik machen. Ich hatte mein Cello mitgebracht und spielte Weihnachtslieder. Währenddessen waren meine Gedanken die ganze Zeit bei Susanne, die schon in meinem Zimmer auf mich wartete. Die silbernen Verlobungsringe mit einem winzigen eingearbeiteten Diamanten hatten wir voller Vorfreude zusammen gekauft und ich wollte nichts lieber als Susanne endlich ihren Ring anstecken.

Viel später als versprochen kam ich nach Hause. Das Zimmer war festlich geschmückt, und wir saßen uns bei Kerzenlicht auf dem Bett gegenüber und tauschten die Ringe aus. Wir versprachen uns, dass wir uns lieben würden, ganz gleich was das Leben uns entgegenwerfen würde. Dann nahmen wir eine Flasche Sekt mit in das Gemeinschaftsbad des Studentenheims, zogen uns gegenseitig aus und kletterten in die große Badewanne. Die anderen Frauen waren im Urlaub und keiner hörte uns kichern und kreischen.

Im Februar wollte Susanne für zwei Monate nach Indien fliegen, um ShantiMayi zu treffen, die sich jeden Winter in Rishikesh aufhielt, einer kleinen heiligen Stadt im Norden Indiens. Ich hatte nicht die finanziellen Mittel ebenfalls zu reisen und auch noch keine Semesterferien.

"Flieg nicht ohne mich," bat ich. "Ich kann mir nicht vorstellen so lange ohne dich zu sein!"
"Lass mich fliegen, ich hab mir für dich eine Überraschung überlegt, damit du mich nicht zu sehr vermisst"
"Es wird mir schlecht gehen" jammerte ich.

Dieses Mal wollte sie aber ohne mich reisen. Sie bastelte einen Kalender, der wie ein Adventskalender funktionierte, und für alle Tage, an denen sie abwesend war, ein kleines Geschenk für mich enthielt.
Ich erinnere mich dass der Kalender schon in meinem Zimmer aufgehängt war, als ich kurzerhand entschloss Geld zu leihen und doch nach Indien zu reisen. Zwar war es nun für einen gemeinsamen Flug zu spät, ich buchte aber meinen einige Tage später.

Dass ich studieren und arbeiten sollte, ignorierte ich.
Beladen mit einem großen Rucksack, nahm ich die U Bahn zum Bahnhof. Hinter mir sah ich eine Kommilitonin einsteigen.
"Gehst du zu Sozialmedizin heute?", fragte sie mich.

“Ich komme erstmal nicht zur Uni”, sagte ich und strahlte sie an. “Ich fliege nach Indien”. Die junge Frau starrte mich an und ich freute mich über die Verwirrung, die ich in ihr auszulösen schien.
Während ich am Bahnhof mein Ticket für die Fahrt zum Frankfurter Flughafen kaufen wollte, fiel mir auf, dass ich meinen zweiten Rucksack in der Strassenbahn vergessen hatte. Vorsichtshalber hatte ich die Bargeldsumme für Indien in zwei Teile aufgeteilt und in verschiedenen Gepäckstücken aufbewahrt.

Den Pass hatte ich bei mir, also beschloss ich, trotzdem zu fliegen. Ich würde sehr sparsam leben und von Susanne Geld leihen müssen, aber ich war durch kein Missgeschick mehr aufzuhalten.

Im Flugzeug stellte ich fest, dass die Passagiere zu einem Großteil verrückte Sinnsucher waren wie ich. Da war die Gruppe Hare Krishnas, die mich gleich in ihren Ashram in Delhi einluden, andere trugen Dreadlocks und hatten Trommeln oder Gebetsketten bei sich ... Ich unterhielt mich hervorragend und vergaß den Ärger über den verlorenen Rucksack.

In Delhi gelandet, stand direkt hinter der Absperrung bereits mein indischer Taxifahrer, der mich in die kleine Bergstadt Rishikesh bringen würde. Ich ging erleichtert auf ihn zu und reichte ihm meine rechte Hand. Eine Beleidigung in der indischen Kultur, wie ich erst später lernte.

Während der sechsstündige Autofahrt unterhielten wir uns auf englisch und der gutartige Fahrer schützte mich mehrfach davor, von Händlern über den Tisch gezogen zu werden. Wenn der Coca-Cola-Straßenverkäufer mir das zehnfache des üblichen Preises nannte und ich ihm naiv das Geld gab, kletterte der Fahrer aus dem Taxi und verlangte das Geld zurück.

Nachdem er mich in Rishikesh abgeliefert hatte ging ich durch die engen Gassen zu dem Hotel in dem ich mit Susanne wohnen würde. Sie öffnete die Zimmertür und wir fielen uns in die Arme.
"Fast hätte ich es nicht geschafft, aber jetzt bin ich hier", begrüßte ich sie.
Ich betrat das Zimmer und mir fiel auf, dass die Fenster keine Glasscheiben hatten und es auch drinnen bitterkalt war. Susanne hatte mehrere Pullover übereinander an. Also packte ich schnell meine warmen Sachen aus und wir schlüpften komplett angezogen in unsere Schlafsäcke.
"Schau mal unter dein Kopfkissen", sagte sie
Ich hob es hoch und fand eine schön verpackte Süßigkeit.
"Oh, danke."
"Ich freu mich, dass du da bist," sagte Susanne und schaute mich an. "Aber dass du den Kalender einfach so aufgemacht hast. Ich hab mir so viel Mühe gegeben."
"Sorry. Ich konnte einfach nicht ohne dich sein," sagte ich und schmiegte mich an sie.

Es war früh, der Himmel war noch dunkel, als ich von lautem Singen geweckt wurde dass aus Lautsprechern auf die Gassen des Ortes schallte.
"Die machen Puja", murmelte Susanne verschlafen. Die Hindutempel ließen alle Dorfbewohner an ihrer Morgen-Zeremonie teilhaben.
Es kostete Überwindung aufzustehen und sich im kalten Zimmer zu bewegen.
"Ich habe Krümel-Kaffee", sagte Susanne und zog sich todesmutig aus um zu duschen.
Ich kochte Kaffee und wir setzen uns auf den Balkon.
"Gleich zeige ich dir den Ashram", sagte sie. "ShantiMayi spricht nachher."
Warm eingepackt liefen wir über die schmale Brücke über den Ganges, der hier oben am Rand des Himalayas noch ein kleiner sauberer Fluß war.

Affen turnten auf der Brücke herum und machten einen Höllenlärm.

“Hier musst du deine Stiefel ausziehen”, erklärte Susanne, als wir vor ShantiMays kleinem Haus auf dem Ashramgelände standen. Auf Socken kletterten wir auf das Dach des Häuschens, wo schon die anderen Schüler*innen, von Trommeln und Gitarren begleitet indische Mantras sangen und auf ShantiMayi warteten.

Eine Woche später fuhren wir Schüler*innen mit ShantiMayi nach Mittelindien. Wir besuchten Allahabad und die Burning Ghats in Varanasi. Schon die Fahrt im überfüllten indischen Zug war anstrengend, ich konnte nicht schlafen und entwickelte psychotische Symptome. In meinem Kopf wisperten mir Stimmen zu, dass ich nicht würdig war, an diesen heiligen Orten zu sein.

Wir saßen am Ufer des Ganges und ich sah hinunter auf die vielen Feuer, mit denen Hindus ihre Toten verbrannten. Ich atmete den Geruch des brennenden Fleisches ein und lauschte der Stimme in meinem Kopf.
“Du bist unwürdig!” zischte sie.
“Denk nicht, dass du hier hin gehörst. Siehst du, wie die Anderen ruhig sitzen und meditieren? Das kannst du nicht, oder?”
Ich schaute mich nach Susanne um, die ebenfalls im Lotussitz da saß und die Augen geschlossen hatte.
“Guck nicht so, sie liebt dich nicht mehr. Siehst du nicht wie sie ShantiMayi anschaut? Sie ist hier unter den Schülern zuhause. Sie ist gesund.”
Abrupt stand ich auf, um der Stimme nicht mehr zuhören zu müssen.
“Ich geh ins Hotel, du kannst ja hierbleiben” sagte ich aggressiv zu Susanne, die erstaunt aufsah, dann stiefelte ich zurück.

Ich begann, viel mit Susanne zu streiten. Sie schien alles zu haben, was mir die Stimmen absprachen. Sie konnte ruhig in Meditation sitzen, sie war innerlich reif. Ich dagegen war eine kaputte Frau, gequält von den gehässigen Kommentaren in meinem Kopf, die immer lauter wurden.

Nach unserer Rückkehr nach Rishikesh war Susannes Geduld mit mir am Ende und sie forderte mich auf, mir ein eigenes Zimmer zu suchen.
Voller Selbstmitleid und halb psychotisch ging ich mit meinem Gepäck durch den Ort und fand ein kleines Zimmer in einem Ashram.

Die Mönche hatten die gesamte obere Etage ihres Klosters vermietet und tolerierten die jungen Kiffer und Aussteiger*innen, die sich direkt über ihrem Tempel einrichteten. Das Zimmer kostete nur wenige Rupien und ich war froh, einen Ort für mich gefunden zu haben.

Nach einigen Tagen, in denen es mir zunehmend schlecht ging, bekam ich Angst. Ich war in einem Dorf in Indien, wo es keinerlei medizinische Versorgung gab. Was würde passieren wenn ich hier vollends durchdrehte und Hilfe benötigte?
Ich sprach mit einigen Schüler*innen von ShantiMayi, und obwohl sie mir Mut machten, zu bleiben und auf meine gesunden Anteile zu vertrauen, entschied ich mich für die Heimreise nach Deutschland.

Mit Susanne setzte ich mich ein letztes Mal an den Ganges auf einen Stein und wir sprachen über meine bevorstehende Abreise. Aus dem Abschied machten wir ein kleines Ritual, in dem wir uns gute Wünsche mit auf den Weg gaben und die Streitigkeiten beilegten.

Susanne brachte mich zur Haltestelle und ich legte den Weg nach Delhi in einem überfüllten Bus zurück. Bei jeder Toilettenpause wurde ich interessiert beobachtet, denn es gab keine Toiletten und die Inder waren gespannt, ob ich mich in die Reihe der hockenden Frauen auf dem Feld einreihen würde. Verunsichert zog ich mich hinter den Bus zurück. Die Inder folgten mir auf Schritt und Tritt.

In Delhi angekommen, buchte ich meinen Flug um und übernachtete in einem heruntergekommenen Hotel am Bahnhof.

Einige Stunden vor meinem Abflug sortierte ich meinen Rucksack und warf alle nicht mehr benötigten Dinge weg.
Was ich nicht wusste, war, dass die Inder meinen Müll nach Wertsachen durchsuchen würden.

Ich lag gerade auf dem Bett und ruhte mich aus, als es an der Tür klopfte. Zwei Polizisten kamen ins Zimmer.
"Sind sie ein Junkie?", fragte der ältere der beiden Männer in gebrochenem Englisch.
Ich verstand den Sinn der Frage nicht. "Nein."
"Uns wurde gemeldet, dass sie Spritzen in den Müll geworfen haben" erklärte der Polizist und sah mich durchdringend an.

Mir fiel ein, dass ich für den Fall eines Unfalls, einige sterile Spritzen aus Deutschland mitgenommen hatte, um zu verhindern, mit infiziertem Injektionsbesteck ärztlich behandelt zu werden. Eine reiseerfahrene Freundin hatte mir das empfohlen.

Panisch dachte ich darüber nach was passieren würde, wenn die Polizisten mich mit auf die Wache nähmen. Ich hatte nur noch wenige Rupien und mein Flugticket würde verfallen.

Ich nahm noch einmal meine ganze Rationalität zusammen: "Ich habe die Spritzen für medizinische Notfälle dabei. Schauen sie mich an, ich sehe nicht aus wie ein Junkie und ich bin auch nicht drogenabhängig."

Letztendlich glaubten sie mir und ich konnte unbehelligt zum Flughafen fahren.

Zurück in Köln überlegte ich, wie ich wieder gesund werden konnte und ob meine Beziehung zu Susanne am Ende war. Wir hatten uns mit der kleinen Zeremonie am Ganges von einander getrennt, ich hoffte aber, dass sich unser Verhältnis wieder verbessern würde.

Ich hatte keine Therapeutin mehr und meine psychiatrische Arztpraxis war keine gute Anlaufstelle.
Ich entschied spontan, wieder in die Klinik in Freiburg zu gehen, die mich schon beim ersten psychotischen Ausbruch geheilt hatte.

Natürlich gab es dort monatelange Wartezeiten. Trotzdem packte ich meinen Koffer und fuhr nach Freiburg, wo im Kontrast zum warmen indischen Wetter hoher Schnee lag. Meinen großen Koffer zog ich hinter mit her und als ich das Klinikgelände erreicht hatte, betrat ich voller Erleichterung das Gebäude.

Man schickte eine Ärztin zu mir, der ich meine aktuelle Situation schilderte und die ich um Aufnahme bat. Die Frau hörte mir ruhig zu, und ich hatte das Gefühl, sie verstand mich.
Einige Minuten später wurde ich zu einem Gespräch mit einer weiteren Ärztin gebeten welche mir mitteilte, sie habe keine Betten mehr frei. Sie schickte mich zurück nach Köln.

Verzweifelt stapfte ich durch den Schnee zur nächsten Bushaltestelle, es war inzwischen dunkel geworden und ich hatte Angst. Vom Bahnhof aus rief ich meine Tante an, die eine Stunde entfernt wohnte und mich zu meiner Erleichterung abholte.

In ihrem Haus in Karlsruhe, in eine warme Decke gewickelt, überlegte ich mit ihr gemeinsam, was meine Optionen waren und da ich auf einer Unterbringung im Krankenhaus bestand, fuhr sie mich am nächsten Tag in die nahe gelegene Psychiatrie in Hirsau.

Nach einem fürchterlichen Monat in Hirsau wurde ich in die Klinik in Freiburg verlegt und war wenige Wochen später wieder stabil.

Ich wäre auch ohne die abenteuerliche Reise nach Süddeutschland gesund geworden, hätte ich in Köln gute ambulante Hilfe in Anspruch nehmen können. Ich hatte zwar psychotische Symptome, war aber mit meinem gesunden Anteil die ganze Zeit so präsent, dass ich eigentlich keine stationäre Hilfe benötigte.
Das ich selbst so dringend um eine Einweisung gebeten hatte, lag eher an meiner Angst, wieder suizidal und verwirrt zu werden.

Tatsächlich berichtete mir meine Tante später, ich hätte bei ihr zu Hause, sowie bei ihren wöchentlichen Besuchen im Krankenhaus immer orientiert und von meinem gesunden Anteil gesteuert gewirkt.
Sicher ist das einer der Faktoren, warum ich die stationäre Behandlung in Hirsau als demütigend und traumatisierend erlebt habe.

Susanne hatte mich im Krankenhaus angerufen und die Beziehung zu mir endgültig beendet, weil sie, wie sie mir später erzählte, davon ausging, dass man mir in der Klinik Unterstützung bei der Trennung zukommen lassen würde.

Als ich nach Köln zurückkehrte lag mein Leben in Scherben. Ich hatte wichtige Prüfungen in der Uni verpasst und war exmatrikuliert worden. Ich spürte auch keinerlei Interesse mehr daran, das Studium weiterzuführen. Auch im Studentenheim konnte ich nicht wohnen bleiben, sondern musste mir bald ein neues Zuhause suchen.

Mein Verlobungsring lag inzwischen auf dem Grund des Rheins. Heulend hatte ich ihn von einem Steg aus ins Wasser geworfen, nachdem Susanne mir erzählt hatte, dass sie ihren im Ganges hatte untergehen lassen.

Ich verbrachte noch den Sommer und Herbst mit meinen Mitbewohnerinnen und arbeitete wieder im Altenheim.
Die Gruppe der Studentinnen half mir, mit meiner Trauer über die Trennung umzugehen. Ich fand mich abends oft in der knallgelb gestrichenen Küche der WG ein, wo wir Joints rauchten und billigen Rotwein tranken bis zum frühen Morgen.

Eines Abends war eine Studentin aus Berlin zu Besuch. Sie erzählte, sie habe dort eine Wohnung zu vergeben. Aus Spaß fragte sie uns, ob eine von uns dort einziehen wolle.
Ich zog an meinem Joint, schaute sie an und sagte: "Ich zieh da sofort ein."
Beschwipst machten wir Pläne für meinen Umzug nach Berlin. Was hatte ich zu verlieren? Nichts band mich mehr an Köln. Auf mich wartete ein Abenteuer.

Am nächsten Morgen liess ich den Abend noch einmal Revue passieren. Ich fand die Idee, nach Berlin zu gehen bei Tageslicht immer noch gut.

Letztendlich war es eine andere Wohnung, die ich mietete. Sie lag im Studentenbezirk Friedrichshain und war extrem preiswert. Nach einem Besuch bei Shauna, die inzwischen in Berlin lebte und arbeitete, war der Mietvertrag unterzeichnet. Es gab nun kein Zurück mehr.

Nachdem ich fast alle Besitztümer verkauft oder verschenkt hatte, besaß ich nur noch mein Cello und drei weitere Gepäckstücke, die ich erleichtert in den Kofferraum des Autos einer Freundin lud.
Dann fuhren wir auf die Autobahn.

Kapitel Sechs

Wachsen

Berlin im Winter ist eine Herausforderung, selbst für Menschen, die dort geboren wurden. Eisige Windböen fegten an diesem Abend über die Warschauer Brücke und mein Kölner Wintermantel war viel zu dünn. Ich wischte mir die Kältetränen aus dem Gesicht und setzte meinen Weg nach Hause fort.

In meiner Wohnung angekommen, drehte ich die Heizung auf, machte mir einen Tee und sah mich zufrieden um. Die weiß gestrichenen Wände und der Boden aus groben Holzdielen machten die kleine Bude zu einem heimeligen Ort.

Ein Tisch, zwei Hocker, eine Matratze und ein Holzregal waren die einzigen Möbel, die ich besaß. Am Tag meines Einzugs hatte ich sie von Nachbarn geschenkt bekommen. Es störte mich aber keineswegs, dass ich mit so wenig lebte. Ich hatte wieder einen Ort ganz für mich allein. Und mit Decken, Kissen und Pflanzen hatte ich mir mein Zuhause ansprechend gestaltet.

Ich lebte von Sozialhilfe und mein Geld reichte nicht für ein eigenes Telefon. Deshalb ging ich jeden Abend zur Telefonzelle an der Ecke.

Ich warf Münzen ein und wählte Birgits Nummer in Köln. "Du wirst es nicht glauben, ich habe DJane Ipek gehört. Letztes Wochenende war ich in Kreuzberg in der Schokofabrik, das ist so ein kleiner lesbischer Laden in der Nähe der Oranienstrasse."

"Warst du allein da" fragte Birgit Ich konnte ihre Begeisterung spüren.

“Ja, ich war total aufgeregt. Hab mich aufgebretzelt und bin hin gefahren, ohne irgendjemanden da zu kennen!”
“Ipek, ist das die türkische DJane, über die du im lesbischen Reiseführer gelesen hast?”
“Ja. Hammer!”
“Wie waren die Frauen, hast du eine kennengelernt?”
“ Die Mädels sind ziemlich zurückhaltend, die lächeln mich schon mal an, aber ich habe nur kurz mit einem netten Frauenpaar geredet.”
“Cool, dass du dich getraut hast. Erzähl mir, wenn du eine triffst, ich will alles wissen”, sagte Birgit und erzählte mir von Köln bis die letzte Münze durchgefallen war.

Frierend, aber glücklich kam ich nach Hause und drehte mir einen Joint, bevor ich mit einem guten Buch ins Bett kletterte.

Das erste Silvester in Berlin feierten Shauna und ich in ihrer Wohnung über den Dächern Kreuzbergs.
Außer Atem kam ich im sechsten Stock an und musste einen Moment warten, bis ich sprechen konnte.
Aus den Lautsprechern dröhnte kubanische Musik, wir kochten und tranken Wein.
“Ich muss dir was Trauriges erzählen”, sagte Shauna plötzlich mit ernstem Gesicht.
Ich setzte mich.
“Connor hatte einen Autounfall in Australien, er ist dabei ums Leben gekommen”
“Was?”
“Er hatte sich mit seiner Freundin gestritten und wohl auch getrunken”
“Oh, wie fürchterlich für die Freundin, wenn sie sich an den Streit als die letzte Begegnung erinnern muss.”
“Ich werde ihn vermissen.”
“Ja,” sagte ich. Wir umarmten uns traurig und hoben die Gläser auf Connor, der so begabt gewesen war und den wir beide liebten.

Um Mitternacht kletterten wir aufs Dach und schauten über die Stadt hinweg, während das Feuerwerk um uns herum krachte und pfiff.

Durchgefroren kletterten wir wieder in die Wohnung und verbrachten den Rest der Nacht damit, in Decken eingekuschelt Folgen der Serie “Ally McBeal” zu schauen.

Ich wollte eine Therapie beginnen, hatte aber Angst vor der damals noch verbreiteten Meinung, bei Schizophrenie sei die medikamentöse Behandlung der wichtigste Aspekt, und man könne allenfalls noch ein bisschen Verhaltenstherapie verkraften.
Also suchte ich im Telefonbuch nach einer “alternativen Praxis”. Ich rief mehrere Therapeutinnen an. Einige rechneten nicht über die Krankenkasse ab, manche hatten lange Wartelisten. Eine der Therapeutinnen mit Warteliste bat mich, sie in einigen Wochen erneut anzurufen. Sie klang sympathisch. Acht Wochen später erhielt ich einen Termin.

Frau Fuchs teilte sich eine Praxis mit anderen Psychologinnen. Ihr Raum war groß und hell. Ich wählte einen Ledersessel und setzte mich im Schneidersitz darauf. Sie bat mich, von mir zu erzählen.
Ich fasste mich kurz und berichtete von meinen Klinikaufenthalten und den Phasen des Wahns. Auch von ShantiMayi erzählte ich und fragte, ob sie damit leben könne, dass meine wichtigste Ratgeberin nicht Psychologin sondern eine spirituelle Lehrerin sei.

Frau Fuchs saß ruhig da. Ihr Gesicht verriet nichts über ihre Gedanken. Mit weicher, leiser Stimme stellte sie mir Fragen. Ich fand die Atmosphäre angenehm und war mir nach einem Blick in ihre warmen dunklen Augen instinktiv sicher, die für mich passende Therapeutin gefunden zu haben.

Die Treppe im Steglitzer Gemeindehaus führte hinunter zum EA-Meeting. Etwa 20 Menschen hatten sich heute Abend eingefunden. Ich begrüßte die bekannten Gesichter und suchte mir einen Platz im Stuhlkreis.
Der Raum war nicht schön, aber es brannte eine Kerze in der Mitte und ich fühlte mich gut aufgehoben. Ein Mann, der die Gruppe heute leitete erklärte wie bei jedem Meeting die Grundregeln, von denen mir die wichtigste war, dass die Inhalte der Wortbeiträge der Teilnehmenden anonym und vertraulich zu behandeln waren. Dann las er aus einem EA-Handbuch vor.

Nach einer kurzen Schweigeminute, in der wir zur Ruhe kamen, begannen die einzelnen Betroffenen von sich zu erzählen. Ich kannte an diesem Abend fast alle, die anwesend waren und es gab Beiträge, auf die ich mich freute, und andere Redner*innen, denen ich mich weniger nahe fühlte.

Gottseidank durfte die Erzählenden immer ungestört und ohne Kommentare oder Beurteilungen von den Anderen sprechen. Allein die Tatsache, dass wir nur über uns selbst und unsere Gefühle oder Erlebnisse sprachen, machte die Atmosphäre im Raum friedlich.

Manche der Betroffenen waren ganz am Beginn ihrer Reise und das Hören der Geschichten machte ihnen Mut. Auch ich hatte Vorbilder gefunden, deren Schilderungen aus ihren zurückliegenden Jahren mich stärkten. Sie waren am Rande der Gesellschaft gelandet und hatten den Weg zurück gefunden.
Ich berichtete von meinem Tag. Ich hatte bei der Arbeit einen Streit gehabt, der mich sehr belastete. Ich konnte hier darüber sprechen und mir im Kreis der Anderen Gedanken dazu machen, ohne abgewertet oder belehrt zu werden.
Meine Anspannung ließ nach und ich konnte den anderen mit Interesse zuhören.

In der Pause rauchte ich mit Nathan, der mich mit seinen klugen Beiträgen begeisterte. Er lud mich zum Kaffee ein.

Auf dem Heimweg fühlte ich mich besser. Vielleicht lag es daran, dass ich Menschen um mich brauchte, die mich in meiner besonderen Situation als Betroffene verstanden.

Die Therapeutin saß mir gegenüber. Ihre Fragen konnte ich leicht beantworten, aber ich durfte Frau Fuchs dabei um keinen Preis ansehen. Ihr Blick war warm und ich hatte Angst davor, mich dieser Wärme zu öffnen. Also ließ ich die lange vergrabenen Situationen langsam in mir aufsteigen und teilte sie Frau Fuchs mit, während mein Blick starr auf den Heizkörper neben ihr gerichtet war.
Ich weinte nie. Wenn ich etwas Belastendes berichtete, verzog sich mein Gesicht zu einem höflichen Lächeln. Ich wusste, dass ich schlimme Dinge erlebt hatte, aber ich konnte die dazugehörige Emotion nicht fühlen. Zu lange hatte ich eine Schutzmauer um mich herum gebaut.

"Sie werden das Leiden hinter sich lassen und gesund werden", versprach Frau Fuchs. Ich war mir nicht sicher ob ich ihr glauben konnte. Zu sehr nahm ich mein Leben als Kreislauf mit immer wiederkehrenden dunklen Phasen wahr. Aber ich erlaubte mir, mich selbst zu fragen: "Was ist, wenn sie recht hat? Wie würde mein Leben aussehen, wenn das Leid zurückgehen und Platz für Freude und Energie machen würde?"

Und es gab das schreckliche Wispern in meinem Kopf, das einsetzte, sobald ich die Praxis verließ. Es war, als würde sich die Krankheit gegen jeden Moment mit Frau Fuchs energisch verteidigen.
Ich hörte dann die verzweifelte Stimme von Frau Fuchs, die weinte, dass sie die Arbeit mit mir nicht mehr ertragen könne. Wie damals auf der Brücke fühlte ich mich schuldig. Ich war

eine Belastung. Kein Mensch konnte mich aushalten und der einzige ehrenhafte Weg das zu verhindern war der Tod.

Seit einigen Wochen arbeitete ich wieder. Es war schwer gewesen, etwas zu finden. Nach einer kurzen Zeit im Tagdienst ergatterte ich eine Stelle als Nachtwache in einem Seniorenpflegeheim in Neukölln.

Frau Fuchs riet mir davon ab. Ich sah aber vor allem die Vorteile des nächtlichen Arbeitens.
Die Vorgesetzten waren nicht im Dienst und jede Nachtwache hatte eine eigene Station zu versorgen. So konnte ich autonom arbeiten, Verantwortung übernehmen und gründlich und langsam meine Runden machen. Zudem blieb noch viel Zeit für Pausen, in denen ich lesen und musikhören durfte. Für mich gab es keine Zweifel: Nur so war der Pflegejob auszuhalten.

Meist hatte ich zehn Stunden Schicht. Nach neun Nächten hatte ich einige Tage frei und konnte meinen Rhythmus umstellen und mich mit Shauna oder Nathan treffen.

Ständig müde zu sein, störte mich weniger als die Hierarchien in den Einrichtungen und das altbekannte Gehetze im Frühdienst, bei dem wir Pflegenden nie genug Zeit für die Bewohner*Innen hatten.

Ich war nicht glücklich, hatte aber erst einmal einen Weg gefunden, den Arbeitsalltag auszuhalten.

Im Herbst war ShantiMayi in Köln zu Gast. Und ich hatte genug Geld, um mit der Mitfahrzentrale dorthin zu fahren. Birgit hatte die kleine Wohnung einer Kollegin geliehen. Wir würden Zeit zum Reden haben. Abends fanden dann die Veranstaltungen in den Hallen am Rhein statt, wo ich ShantiMayi schon das erste Mal begegnet war.

Voller Euphorie bestieg ich den klapprigen VW-Bus meines Fahrers und war fünf Stunden später in der Kölner Südstadt. Birgit und ich fielen uns in die Arme und feierten unser Wiedersehen.

Wir freuten uns, dass die kleine Wohnung einen Balkon hatte und mit den vielen Pflanzen und Fenstern ein wunderbarer Ort der Erholung war. Abends kochten wir, saßen lange zusammen und redeten. Von Yvonne hatte Birgit sich inzwischen getrennt, beide waren aber noch gut befreundet.

Als ich am nächsten Abend mit den anderen Schüler*innen bei Shantimayi saß, nahm ich allen meinen Mut zusammen und bat sie um einen spirituellen Namen.

Einige hier trugen spirituelle Namen, andere behielten ihren Geburtsnamen. Es gab keine Regelung dazu. Aber in mir war der Wunsch, mein altes Leben zurückzulassen und mich mit Frau Fuchs und Shantimayi auf einen Weg der Heilung zu begeben. Symbolisch dafür sehnte ich mich nach einem ganz neuen Namen, der mir vielleicht auch durch seine Bedeutung den Weg weisen könnte.

Shantimayi schaute mich an und sagte: "Du kannst Puja heißen." Dann lachte sie mich an und fuhr fort: "Puja ist der Name für eine Hinduzeremonie. Fromme Hindus zeigen damit ihre Hingabe an die Götter. Für dich kann das bedeuten: Wenn du dir morgens einen Kaffee kochst - tu es mit Hingabe, wenn du arbeiten gehst - tu es mit Hingabe, egal was der Tag bringt, gib dich dem Göttlichen hin"

Als ich nachts wieder zu Birgit in die Wohnung kam, erzählte ich ihr euphorisch von dem neuen Namen.
"Sie hat gesagt, ich kann Puja heißen", sprudelte es aus mir heraus, und dann erzählte ich ihr von der persönlichen Bedeutung für mich. "Irgendwie ist es komisch, wenn du auf einmal nicht

mehr Angelika sein willst", sagte Birgit, "aber wenn es dir so wichtig ist, nenne ich dich auch Puja. Ich werde mich schon daran gewöhnen." Dankbar fiel ich ihr um den Hals und für einen kurzen Moment verwischten sich die Linien zwischen bester Freundin und Geliebter.

Glücklich und erfüllt kehrte ich vier Tage später nach Berlin zurück.

Am Weihnachtsabend des Jahres 2000 konnte ich die Stille in meiner Wohnung nicht mehr ertragen. Freundinnen und Nachbarinnen waren nach Hause gefahren und ich litt unter der Entfremdung von meiner Familie. Das Gefühl der Einsamkeit wurde immer überwältigender.
Nach und nach wurde die innere Leere und Trauer so beängstigend, dass ich das Gefühl hatte, wahnsinnig zu werden, wenn ich nicht sofort mit einer mir nahen Person sprechen konnte.
Ich wählte Frau Fuchs´ Telefonnummer, wohl wissend, das auch Psychotherapeutinnen mit ihren Familien Weihnachten feiern.
"Ich brauche meine Mutter", weinte ich ins Telefon. "Mama ist da", sagte Frau Fuchs ruhig, während ich vor Dankbarkeit gleich wieder in Tränen ausbrach.
Ich beruhigte mich ein wenig und sie gab mir die Aufgabe, meine Emotionen in Form von Bildern aufs Papier zu bringen und dann nach den Ferien mit ihr auszuwerten. So saß ich in meinem Zimmer und malte Aquarelle bis ich müde wurde.

Nathan, der jüdische ältere Herr, den ich aus der EA-Gruppe kannte, hatte mich wieder zum Kaffee eingeladen. Zwischen Unmengen von Büchern und Gemälden saßen wir uns gegenüber, rauchten Kette und tranken starken Mocca.
"Ich fühlte mich dir gleich verwandt, als ich dich im ersten Meeting habe sprechen hören," erzählte er, und zwinkerte mir zu.

"Du sprichst über dein Leben wie eine, die mit einem spirituellen Meister in Verbindung ist."
"Danke Nathan, ich habe wirklich eine Lehrerin."
Ich erzählte ihm, wie ich Shantimayi kennengelernt hatte und was sie mich lehrte.
"Ich lese gerade die Bücher von Eckhard Tolle, man könnte behelfsweise sagen, das er mein Meister ist", sagte Nathan und drückte seine filterlose Zigarette aus.
"Als Überlebender des Holocaust suche ich einen Weg aus der Negativität und Angst, die mich als Kind geprägt haben."
Ernst sah er aus dem Fenster. "Mein Leben lang war ich Wissenschaftler, jetzt sehne ich mich nach Inhalten, die über die bekannten Denkstrukturen hinausgehen."

Wir stellten fest, dass wir beide in uns die Sehnsucht spürten, innerlich zu wachsen, gesund zu werden und die Jahrtausende alten Weisheiten östlicher Traditionen aufzusaugen.

Nathan diskutierte gern mit mir, immer wieder sprang er aus seinem Sessel auf und lief wild gestikulierend durch das Zimmer. Ich fühlte mich wohl mit ihm und mein Geist bekam endlich wieder Nahrung.

Zu Hause schrieb ich in mein Tagebuch: "Ich habe einen guten Freund gefunden."

Kapitel Sieben

Ein gutes Leben

Berlin, fünf Jahre später.

“Warum studieren Sie nicht noch mal?”, fragte Frau Fuchs. “Sie könnten an der Hochschule der Künste Musiktherapeutin werden.”
Ich erstarrte. War ich nicht selber eine Ver-rückte? Wie konnte ich mit Klient*innen therapeutisch arbeiten?
Eine leise Stimme in mir gab Frau Fuchs recht. Ich würde gesund werden. Und ich wünschte mir sehr, Menschen zu unterstützen, die ebenfalls mit Herausforderungen zu kämpfen hatten.

Schlussendlich fehlten mir der Mut und die finanziellen Mittel, um an der Universität der Künste zu studieren. Aber ich bekam die Chance, eine bezahlte Umschulung zu machen.
Unter den Berufen die zur Auswahl standen, entschied ich mich für die Ausbildung zur Ergotherapeutin.

Es war 7:00 Uhr morgens. Die Stimmen waren zurück und flüsterten mir Boshaftigkeiten zu. In wenigen Tagen würde meine Ausbildung zur Ergotherapeutin beginnen und ich hatte nicht nur einen Umzug zu bewältigen, ich wünschte mir auch sehr, gesund in die Ausbildung starten.

“Du wirst es nicht schaffen!”, wisperte die Stimme der Angst. Tapfer zog ich mir eine Jogginghose an und lief durch die Straßen meiner Nachbarschaft. Es stürmte und ich fror, obwohl es erst September war. Mein gesunder Anteil verstand, dass ich auf keinen Fall passiv den Stimmen lauschen durfte. Spazierengehen half mir, nicht in den Sog des Wahns gezogen zu werden. Rauchend und frierend ging ich weiter, immer die warme Stimme von Frau Fuchs in Erinnerung: "Was immer passiert, bleiben Sie in Bewegung!" Das verurteilende Wispern in meinem Kopf ließ ich wie einen Tinnitus weiterlaufen, ohne der Versuchung nachzugeben, mich im Bett zusammenzukrümmen und von den Stimmen überrollen zu lassen.

Während ich die Kartons mit meinen wenigen Habseligkeiten packte, vergaß ich immer wieder, dass es mir schlecht ging und fühlte die Aufregung vor diesem neuen Lebensabschnitt. Und wenn das Wispern in meinem Kopf begann, dachte ich an die Worte meiner spirituellen Lehrerin. "Lass die quälenden Gedanken kommen und gehen, aber serviere ihnen nicht auch noch Tee!"

Und wirklich, es funktionierte. Die Symptome klangen ab, sobald die Veranstaltungen der Ausbildung begannen.

Trotzdem kämpfte ich in den ersten Wochen mit Unsicherheit und mit der Angst, man könne mir meinen fragilen psychischen Zustand anmerken. Erst nach und nach gewöhnte ich mich an den neuen Alltag und begann mich zunehmend wohl zu fühlen.

Ich wohnte neben zwei anderen Schülerinnen aus dem Jahrgang über mir in einem winzigen Zimmer, das sich über den Klassenräumen der Schule befand. So konnte ich am Morgen, noch mit der Kaffeetasse in der Hand, zum Unterricht hinunter gehen.

Mein Kurs bestand aus einer kleinen, bunt zusammengewürfelten Gruppe von Frauen und einem Mann.
Ich mochte besonders Christina, eine junge Frau, die wie ich von Köln nach Berlin gekommen war und mich faszinierte durch ihre kreative Art zu denken und Gelerntes zu verarbeiten.
Zu Beginn waren wir sehr gegensätzlich: Christina ruhig und klar, ich oft provozierend und manchmal laut.

Trotzdem spürten wir eine Verbindung und entwickelten über die Jahre eine enge Freundschaft.

Mit meiner Geschichte fühlte ich mich zu den psychologischen und psychiatrischen Fächern hingezogen und mein Vorwissen als Betroffene machte es mir leicht, die Klausuren gut zu absolvieren.

Schwieriger war es, die Rolle der Betroffenen zu verlassen und innerlich in die Rolle der Therapeutin zu wechseln. Oft war die Art, wie Krankheitsbilder beschrieben wurden diskriminierend und nicht auf neuestem wissenschaftlichen Stand. Und leider konnte ich mich nicht zu Wort melden und dies kommentieren, weil ich ja nun offiziell zu den Gesunden zählte.

Es gelang mir aber nicht, meinen Ärger und meine Verletztheit für mich zu behalten. Ich fühlte eine starke Emotion, mich und andere Betroffene davor zu schützen, dass eine weitere Generation von Helfer*innenn beim Begriff Borderline ausschließlich an das Setzen von Grenzen, oder beim Wort Schizophrenie nur an lebenslange Schonung der Klient*innen und allenfalls ein wenig Psychoedukation dachte.

Jacob, der Pädiatriedozent, öffnete die Tür zur Kinderstation des Krankenhauses, an das die Ergotherapieschule angeschlossen war.
“Wir werden jetzt durch die Zimmer gehen und Sie versuchen, sich ein Bild von den Kindern und ihren Erkrankungen zu machen.”

Etwas schnürte mir den Hals zu, als wir vor das erste Kinderbett traten. Das kleine Wesen darin sah schwach und elend aus. Ich lächelte den Jungen an und war froh, das Jacob das Zimmer bald wieder mit uns verliess.

“Speicheldrüsenkrebs”, erklärte er im Flur. “Er kann nur sehr schlecht Nahrung aufnehmen und es sieht nicht gut aus für ihn.”

Ein kleines Mädchen lief uns auf dem Flur entgegen und Jacob bat sie in ein Behandlungszimmer, damit wir sie kennenlernen konnten. Sie wirkte munter und ihre Erkrankung schien nicht so schwerwiegend zu sein.
Als wir wieder allein waren, fragte er: “Was hatte die Kleine für eine Erkrankung?”
Mir war das Gesicht des Kindes aufgefallen. Es hatte mich an meine Adoptivschwester erinnert, deren Mutter während der Schwangerschaft stark getrunken hatte.
“Alkoholembryopathie?” riet ich.
“Genau”, bestätigte Jacob meinen Eindruck. “Sie ist kognitiv leicht eingeschränkt, hat einen insgesamt zarten und kleinen Körperbau und die sichtbaren Merkmale an Mund und Augen.

Als wir nach dem Rundgang in den Klassenraum zurückkehrten war der Gruppe anzumerken, das das Leiden auf der Kinderstation uns alle betroffen gemacht hatte. Trotzdem waren wir Jacob dankbar, uns das Fach Pädiatrie so lebendig vermittelt zu haben.

Es war Winter geworden und meine Mitschüler*innen, die den einstündigen Weg an den Stadtrand mit Bus und Bahn zurücklegten, kamen morgens frierend in die Schule und witzelten über die segensreiche Erfindung von langen Unterhosen und Thermoskannen.

Das Wetter für Glühwein war definitiv gekommen und so lud ich die Klasse am letzten Schultag vor den Weihnachtsferien zum Umtrunk ein.

Wir saßen zusammen gedrängt auf meinem Futon und auf dem Boden, tranken uns warm und parodierten Herbert Grönemeyer.
“Schatten im Blick ...”, röhrte ich, in der für Grönemeyer typischen Weise.

“Dein Lächeln ist gespielt ...”, ertönte es vielstimmig vom Futonbett.

“Was war das Beste, was ihr in den letzten Monaten hier gelernt habt?”, fragte Christine.
Eine Mitschülerin erwähnte den Pädagogikunterricht. Heidi, die Dozentin, war eine lebhafte und mitreißende Lehrerin.
“Wisst ihr noch wie sie einmal gesagt hat: ´Wer über dreissig ist, ist für sein Gesicht selber verantwortlich´?”, fragte ich die Anderen. “Da bin ich mal richtig rot geworden.”

“Und wie sie uns die Videos von Vera Birkenbiehl gezeigt hat. Das war ein Highlight!”, erklärte eine andere.
“Ja, more power to her!”, sagte Christine und hob die Faust.
Wir waren uns einig, Heidi war einzigartig.

“Leute, ich will ja kein Spielverderber sein, aber der letzte Bus fährt in fünf Minuten!”, unterbrach uns eine Mitschülerin.

Innerhalb kürzester Zeit suchten alle ihre Mäntel, schlangen sich Schals um und rannten zur Bushaltestelle vor dem Haupteingang.
Mit einem Glas Glühwein und einem breiten Lächeln blieb ich zurück.

Die ersten Praktika wurden verteilt und ich hatte Angst davor, erstmals in die Rolle der Therapeutin zu schlüpfen. Wie würde der Kontakt mit meinen Kolleg*Innen sein? War ich gesund genug, um therapeutisch zu arbeiten?

Mein Praktikumsort war eine geschlossene Einrichtung für geistig und psychisch behinderte Menschen.
Die Klient*innen erwiesen sich als liebenswert und offen. Ich hatte aber Probleme mit meinen Kolleginnen, die eine komplett andere Arbeitsauffassung vertraten als ich. Sie standen sich nahe

und hatten die Arbeit so strukturiert, dass sie mit wenig Engagement und Mühe zu erfüllen war. Die Klient*Innen wurden beschäftigt, aber ich vermisste die Zielorientierung der Behandlung.

Mit einer ungesunden Mischung aus Unterwürfigkeit und Arroganz war ich schnell ins kollegiale Abseits gedrängt. Ich quälte mich drei Wochen, dann durfte ich nach einem Gespräch mit meiner Schulleitung meine Praktikumszeit in einer Klinik für Psychiatrie fortsetzen. Dort gefiel es mir gut.
Hier lernte ich, meine Rolle als Therapeutin professionell auszufüllen. Dazu hatte ich tolle Kolleginnen, die mir gern Fragen beantworteten und mich an Fortbildungen teilnehmen ließen.

Was mir auffiel war die unglaublich steile Hierarchie des Krankenhauses und ich bewunderte die jungen Ärzt*innen, die sich vom Chefarzt spitze und kränkende Bemerkungen anhören mussten.
Am schönsten für mich war, war der Kontakt zu den Patient*innen, die schnell Vertrauen zu mir fassten und gern an meinen Therapieeinheiten teilzunehmen schienen. Es handelte sich insbesondere um Borderline Patient*innen. Die Klinik bot DBT (Dialectic Behavioral Therapy) an, eine spezielle Borderliner-Behandlung an, die sich über mehrere Module erstreckte und Elemente wie Skill- und Achtsamkeitstraining vereinte.

Wenn ich mir die vernarbten Arme einiger Patientinnen anschaute, war ich einerseits erschrocken, andererseits kannte ich Schmerzen wie die, die sie zu diesen Selbstverletzungen veranlasst haben mussten.

Erleichtert und mit einem guten Praktikumszeugnis belohnt, begann ich das zweite Ausbildungsjahr.

Zur Frauenparty im Sonntagsclub hatte ich mich mit einer Bekannten verabredet. Aufgeregt berichtete ich in den Unterrichtspausen allen, die meinen Weg kreuzten, ich würde es an diesem Abend krachen lassen. Und natürlich einer verführerischen Schönheit begegnen.

Ganz in schwarz, mit Gel in den kurzen Haaren erschien ich im Club. Meine Bekannte und ich setzten uns an einen kleinen Tisch, der auf einem Podest stand. Hier konnten wir die Party gut im Blick behalten.Dann standen wir auf, um zu tanzen. Die DJane gab alles, und die Tanzfläche war gepackt voll.

Irgendwann im Laufe des Abends holte ich mir ein neues Getränk und setzte mich kurz auf eine Bank, die sich an der Längsseite des Raumes vor den Fenstern befand. Neben mir saß eine hübsche Frau mit kurzen roten Haaren und wir kamen ins Gespräch.

Steffi kam mit an unseren Tisch und wir begannen zu flirten. Nach nur einer Stunde nahm ich meinen Mut zusammen und fragte sie, ob ich sie küssen dürfe.
Sie nickte und lächelte.

Steffi war zwölf Jahre jünger als ich und studierte Englisch und Ethik auf Lehramt. In den ersten Tagen wehrte ich mich gegen den Gedanken, dass aus uns ein Paar werden könnte. Ich hielt die Umstände für zu spontan, als dass ich an eine gemeinsame Basis hätte glauben können. Auch der Altersunterschied schreckte mich ab. Dank Steffis Beharrlichkeit liess ich mich dann doch darauf ein, zu schauen ob wir als Paar zusammen passten.

Bald lernte ich ihre Freund*innen kennen und war damit einverstanden, meinem Ausbildungsalltag noch etwas abendlichen Spaß hinzuzufügen. Zwar konnte ich im Gegensatz zu ihr nicht ausschlafen, aber die Energie der Verliebtheit ließ mich morgens gut gelaunt aus dem Bett springen.

“Was wollen wir heute Abend machen”, fragte Steffi und kuschelte sich an meine Schulter.

“Weißt du worauf ich total Lust hätte? Ich wünsche mir schon seit Ewigkeiten ein Tattoo.”
“Was willst du dir stechen lassen?”
“Den Namen meiner spirituellen Lehrerin. Auf den linken Oberarm.”
“Frag doch meine Freundin Sunita, ob sie dir die Schrift in Hindi aufschreibt.”

Eine Stunde später hatten wir die Vorlage und einen Termin bei “Nightliner” ergattert, einem Tattooladen, der auch nachts arbeitete und bei dem ein Kunde ausgefallen war.

“Vielleicht lasse ich mir auch was stechen”, sagte Steffi, während sie das Auto einparkte.

Als wir den Tätowierer trafen und ich ihm mein Motiv zeigte, lachte er begeistert und erzählte uns, das er auch einen Meister hatte. Das Bild des indischen Weisen stand auf seinem Arbeitsplatz. Wir waren uns sofort sympathisch.

Ich setzte mich und zog meine Jacke aus.
Steffi schaute zu, als der Tätowierer den Schriftzug auf meinen Arm kopierte und damit begann, die Linien mit der Nadel nachzustechen. “Tut`s weh?”, fragte Steffi
“Ist ein bisschen so als wenn dich jemand kneift. Ich kann`s gut aushalten”, sagte ich und war ein wenig stolz.
“Dann lass ich mir auch was stechen. Hat dein Kollege noch Lust auf einen Auftrag?”, wandte sie sich an den Tätowierer.

Der andere junge Mann war einverstanden und Steffi wählte ein chinesisches Schriftzeichen für ihren Knöchel.

Euphorisch kamen wir gegen Mitternacht zu Hause an, beide mit leichten Schmerzen, aber voller Freude über das Ergebnis.

Lange hatte ich Sorge, die Entscheidung für ein Tattoo irgendwann zu bereuen. Aber der indische Schriftzug gefällt mir immer noch und erinnert mich an ShantiMayi, die mein Leben um so vieles reicher gemacht hat.

Das dritte Ausbildungsjahr hatte begonnen.
Ich arbeitete hart. Bis 16:00 Uhr dauerten die Kurse, danach lernte ich weiter. Mit Karteikarten paukte ich mir die Prüfungsinhalte ein. Was mir am meisten Sorgen bereitete, war die Tatsache, das wir in rund 20 Fächern geprüft wurden und vorher nicht wissen durften welches Handwerk wir zur Prüfung ziehen würden. Ich betete, nicht zum Schreinern oder Nähen gezwungen zu sein.

Nach knapp zwei Jahren Beziehung beschlossen Steffi und ich zusammenzuziehen. Wir fanden eine geeignete Wohnung im Prenzlauer Berg und richteten uns gemeinsam darin ein. Das Gefühl, an Steffis Seite zu gehören machte mich glücklich. Wir gingen liebevoll miteinander um, respektierten die Freiräume der Anderen und wenn wir uns stritten, suchten wir konstruktiv nach Lösungen.

Das Examen rückten näher und ich verabredete mit Steffi, dass sie allein in den Urlaub fahren würde, während ich die letzten Prüfungsvorbereitung machte.

Ich schrieb mir einen detaillierten Lernplan und begann, ein Fach nach dem anderen mit Hilfe von Lernkarten zu bearbeiten. Stunde um Stunde zeichnete ich ergotherapeutische Modelle nach, prägte mir Knochen- und Muskelstrukturen ein und lernte psychologische Theorien. Merkwürdigerweise verzweifelte ich nicht, sondern zog eine tiefe Befriedigung aus der Struktur meines Lernalltages und der Erkenntnis, dass ich gut vorbereitet war.
Für die praktische Prüfung zog ich das Fach Nähen, was nicht zu meinen Stärken gehörte. Trotzdem gelang es mir, ein passables Werkstück abzuliefern. Vor den mündlichen Prüfungen

trank ich jeweils einen Energydrink, was zur Folge hatte, dass ich redete wie ein Wasserfall.
Ich bestand mein Examen als drittbeste des Jahrgangs mit einem Notendurchschnitt von 1,7.

Mein erster Arbeitsplatz als Ergotherapeutin war schwer zu finden. Ich begann in einem Senior*innenheim zu arbeiten.
Morgens und Nachmittags bot ich jeweils eine Gruppe an. Ich sang mit den Senior*innen, bot Malkurse an, und führte Hirnleistungstraining und basale Stimulation durch. Dies war jedoch nur ein Teil meiner Aufgaben. Musste eine Bewohner*in gebadet werden, war dies meine Angelegenheit.

Fand ein Fest oder ein Ausflug statt, war ich die Organisatorin. Ich reichte Essen an, massierte, besorgte Blumen für den Speisesaal und dekorierte das Haus entsprechend der Jahreszeiten. Außerdem leitete ich das Team des Sozialen Dienstes, welches aus fünf Helferinnen bestand, die kleinere Arbeiten für die Senior*innen verrichteten und das Pflegeteam dadurch entlasteten

Nie in meinem Leben bin ich so viel gelaufen wie bei dieser Tätigkeit. Und immer wenn ich durch die Flure eilte, sprach mich eine Kollegin oder Bewohnerin an, um mich um eine kleine Erledigung zu bitten.

Nach einem halben Jahr wurde ich unzufrieden. Ich sprach mit Frau Fuchs in der Therapie darüber und sie empfahl mir, beim kommenden Gespräch mit dem Bezirksleiter der Einrichtung über ein besseres Gehalt zu verhandeln. Ich merkte wie ich zusammenzuckte. In meiner Phantasie bedeutete eine Forderung nach 300 Euro mehr Gehalt einfach nur meine Kündigung.

Trotzdem zwang ich mich dazu Frau Fuchs zu vertrauen und stellte im Gespräch mit meinen Vorgesetzten den tatsächlichen Umfang meiner Arbeit dar. Ich bat um ein eigenes Büro, um

Dienstpläne und Berichte ungestört schreiben zu können, und um eine Gehaltserhöhung.

Meine Vorgesetzten reagierten, indem sie mir rückmeldeten, wie effektiv meine Arbeit sei und dass sie mit meiner Leistung sehr zufrieden waren. Sie sagten mir ein eigenes Büro zu und waren damit einverstanden, mein Gehalt auf 1200 Euro zu erhöhen.

Kurze Zeit später bewarb ich mich um eine neue, spannende Stelle als Ergotherapeutin in einem psychiatrischen Krankenhaus. Die Klinik lag in einer Kleinstadt in Brandenburg und schon früh morgens trafen sich die Berliner Mitarbeiter*innen am Regionalzug, der nur einmal in der Stunde fuhr.

Jetzt arbeitete ich auf einer der beiden gerontopsychiatrischen Stationen, die sich auf depressive Patient*innen spezialisiert hatte.

Ich traf meine erste Gruppe in der Töpferwerkstatt im Keller der Klinik. Eine Rollstuhlfahrerin wurde von der Stationsschwester geschoben, die anderen Frauen folgten ihr in den Raum.
"Heute bauen wir ein Haus, in dem wir gern leben würden", begann ich und teilte Tonmasse aus. Die Frauen waren konzentriert bei der Sache und ich musste nur wenig Hilfestellung leisten. Es entstanden große und kleinere Häuser, manche hatten große Fenster und Türen, manche waren massiv, andere bekamen einen Garten.

In der zweiten Hälfte der Einheit sahen wir uns gemeinsam die verschiedenen Modelle an, sprachen über die Eigenheiten und die Frauen setzten die Häuser in Bezug zu ihren Schöpferinnen. Nachdem wir aufgeräumt hatten brachte ich die Gruppe zurück zur Station. Eine gute Gelegenheit für ein kleines Schwätzchen über das Essen oder die baldige Entlassung.

Nachmittags nahm ich einen Korb voller Material und ging hinüber zur forensischen Klinik. Hier hatte ich eine Gruppe von Sexualstraftätern zu betreuen. An der Schleuse grüßte ich den Beamten und erhielt einen Pieper und ein Schlüsselbund. Mein Korb wurde inspiziert und ich durfte weiter gehen.

Die fünf Männer standen schon bereit und gingen bereitwillig mit mir in den Therapieraum, der auch als Holzwerkstatt diente. "Sie müssen noch hinter uns abschließen" sagte einer der Männer freundlich nachdem ich eine Zwischentür aufgeschlossen hatte.

Im Raum fragte ich die Männer, was sie in dieser Stunde machen wollten."Mandalas ausmalen", war die einstimmige Antwort. Ich ließ die Patienten ein Motiv auswählen und machte leise Entspannungsmusik an.

Nachdenklich schaute ich auf die großen Hände eines Mannes und sinnierte darüber, dass er einerseits dazu in der Lage gewesen war, eine so grausame Tat zu begehen, hier aber sanft mit Buntstiften hantierte.
Nach der Stunde stellten wir fest, das eine Schere fehlte. Im Haupthaus eine Lappalie, hier ein ernstes Problem. Alle Männer wurden in ihren Zimmern eingeschlossen und die Pfleger durchkämmten den gesamten Trakt.
Ein Telefonanruf bei meinem Kollegen ergab schließlich, das die Schere nicht in die Hände der Patienten gekommen war. Erleichtert gab ich meinen Pieper ab und verließ die Abteilung.

Mit meinem netten Stationsarzt und zwei anderen Ergotherapeutinnen stieg ich in den Zug nach Berlin und freute mich auf den Abend mit Steffi.

Als ich den Therapieraum betrat, sah ich, das er diesmal besonders hergerichtet war. Ein Teelicht brannte, und auf einem

Tischchen zwischen mir und Frau Fuchs standen zwei dampfende Teetassen. Es gab Süßigkeiten und Blumen.
Sofort brach ich in Tränen aus. Es war der Abschied von Frau Fuchs, der Frau, die mir mein neues Leben geschenkt hatte. Und obwohl ich mir das Ende der Therapie gewünscht hatte, war ich traurig.
"Probieren Sie, ob sie den Tee mögen", sagte Frau Fuchs und legte eine Papierrolle mit einer roten Schleife neben meine Tasse.

"Das ist alles so liebevoll und schön", sagte ich und griff nach einem Taschentuch. Dann nahm ich die Teetasse und trank einen Schluck. Wir sprachen darüber, wie ich als schwer kranke Frau zu ihr gekommen war und erinnerten uns an gemeinsame Momente. Ich lachte über die Erinnerung an einen Streit, bei dem ich mich Frau Fuchs gegenüber wie ein Teenager verhalten hatte: Sie hatte mir eindrücklich etwas gesagt und ich hatte sie nachgeäfft, voller Wut darüber, das sie mal wieder den Nagel auf den Kopf getroffen hatte. "Sie können jederzeit gehen", hatte sie ruhig erwidert und ich war geblieben. Natürlich.

"Können Sie mich jetzt guten Gewissens in die Welt hinaus gehen lassen?", fragte ich. "Was, wenn ich noch nicht fertig therapiert bin."
"Wenn sie sagen, sie sind soweit die Therapie zu beenden, dann sind sie soweit. Ich vertraue Ihnen da", sagte Frau Fuchs ernst und zog ein kleines Paket mit Karten hervor.
Auf jeder Karte stand eine positive Affirmation, die liebevoll illustriert war.
Ich durfte mir zwei Karten aussuchen, die mich besonders ansprachen.
"Die lege ich zu Hause auf meinen Altar", beschloss ich.

Dann war der Tee getrunken und Frau Fuchs gab mir die Papierrolle. "Das ist eine kleine Geschichte, von der ich möchte, dass sie sie haben."
Ich weinte schon wieder, aber es waren Tränen der Dankbarkeit. Diese Therapeutin hatte die Geduld gehabt, mich liebevoll über

mehr als zehn Jahre zu unterstützen, sie hatte alle Krisen mit mir überwunden und war immer die erste gewesen, der ich gute und schlechte Neuigkeiten erzählt hatte.

Frau Fuchs zu umarmen stand mir nicht zu, aber als wir uns die Hand gaben wie nach jeder Stunde zuvor, wusste ich, dass ich ihr schreiben dürfen würde. Mein Herz tat weh, aber ich fühlte mich auch wie eine junge Erwachsene, die ihrem Elternhaus entwachsen ist und sich eine erste eigene Wohnung sucht. Jetzt war es an mir, das Gelernte umzusetzen und mir ein Leben aufzubauen, das meinen Wünschen entsprach. Ich hatte oft von vorn angefangen. Aber jetzt war ich gut gerüstet.

Teil Zwei:

Vom Umgang mit wenig Geld

Wenn du mit einer psychischen Krankheit lebst, ist die Wahrscheinlichkeit groß, dass du mit sehr wenig Geld auskommen musst.
Viele von uns sind auf Leistungen vom Staat angewiesen, andere können nicht Vollzeit arbeiten und haben demzufolge kleine Gehälter. Da macht es Sinn, Tricks zu lernen, wie man mit einem Mikro-Budget gut leben kann.

Wichtig war für mich, einen Überblick über mein Budget zu bekommen. Dabei hat mir vor Jahren eine Schuldnerberaterin geholfen. Von ihr habe ich gelernt, jeden Monat einen Plan zu machen auf dem vermerkt ist, wie viel Geld ich bekomme und welche Zahlungen ich in diesem Monat leisten muss. Habe ich diese Daten eingetragen, weiß ich, was ich zum Leben ausgeben kann. Diese Summe teile ich durch vier und erhalte das Wochenbudget. Im Internet gibt es Haushaltsbücher und Software zum Berechnen der Ausgaben. Auch manche Banken bieten dies an. (Siehe Anhang)

Nun möchte ich nicht nur Lebensmittel kaufen. Also muss ich kreativ werden. Ich informiere mich an jedem Wohnort darüber, ob es ein Sozialkaufhaus gibt, welches gebrauchte Möbel, Kleider, Haushaltsgegenstände und Bücher verkauft. In Berlin gibt es zudem Sozialläden, die Lebensmittel verkaufen. Sonst ist die Tafel e.V. eine Alternative. Für Kleidung greife ich oft auf Secondhandläden zurück.

Aber das ist mir nicht genug. Ich will auch Sport machen. Meine Crossfitbox kostete eigentlich 110 Euro im Monat. Also rief ich den Coach an und fragte vorsichtig, ob ich für meine Mitglied-

schaft arbeiten könne. Er bot an, dass ich 1-2 Stunden in der Woche die Umkleiden putzen und dafür kostenlos trainieren könne, so oft ich wollte.
Eine ähnliche Absprache hatte ich mit meinem Yogalehrer.

Tauschgeschäfte kannst du auch über Facebook machen. Es gibt vielerorts Gruppen, die Nachbarschaftshilfe organisieren. Dort findest du vielleicht jemanden, der dir dein Sofa transportiert, wenn du dafür mal nachschaust, was mit seinem PC nicht stimmt.

Wenn du Essen einkaufst, suche nach möglichst unverarbeitetem Essen wie Nudeln, Reis, Kartoffeln, Gemüse, Hackfleisch und Hühnchen. Wenn du dir Fertiggerichte kaufst, um nicht kochen zu müssen, dich aber nicht nur von tiefgekühlter Pizza und Fritten ernähren willst, wird es schwierig.

Von Sozialleistungen lässt es sich kaum leben, wenn du nicht lernst, weniger auswärts zu essen und für dich selbst zu kochen. Auch hier hilft dir das Internet. Du findest sowohl Rezepte als auch Anleitungen dort für jede mögliche Ernährungsform. Am besten komme ich damit klar, für jeweils eine Woche vorzukochen und die einzelnen Portionen einzufrieren. Dann komme ich nicht auf dumme Gedanken, wenn ich ausgehungert auf die Burgerwerbung schiele.

Für Verabredungen mit Freund*innen lasse ich mir Alternativen zum Cafè- oder Kinobesuch einfallen. Beliebt sind meine “Bottleparties”, zu denen jeder Gast seine eigenen Getränke (oder auch Grillfleisch und Salate) mitbringt.

Mit den Hunden am Kanal Spazieren zu gehen, im Discounter einkaufen für ein Picknick am See, lange DVD Abende zu Hause, es gibt immer Möglichkeiten, ohne viel Geld Spaß zu haben.

Wenn du das kulturelle Leben vermisst, suche in deiner Stadtzeitung nach kostenlosen Veranstaltungen. Musikhochschulen haben fast täglich Student*innen-Konzerte, Ausstellungen, Lesungen und Führungen sind manchmal auch kostenfrei. Gute Chancen für freie Veranstaltungen hast du auf Stadtfesten und Festivals. Wenn du gern liest, such dir deine Lieblingsbücher in der Stadtbibliothek.

Mir hat es geholfen, meinen Freund*innen gegenüber offen über mein Mikrobudget zu sprechen. Sie wissen, dass ich mir bestimmte Dinge nicht leisten kann und unterstützen mich mit kreativen Ideen für Aktivitäten, die wenig kosten.

Arbeit

Wenn du beschließt, trotz psychischer Erkrankung zu arbeiten, ist es wichtig, dir die Frage zu stellen, ob du dich an deinem Arbeitsplatz als Betroffene "outen" möchtest.

Für mich war das schwierig. Ich arbeitete unter anderem als Ergotherapeutin in einer psychiatrischen Klinik oder als Sozialarbeiterin für das Jugendamt. In beiden Fällen wäre ein Hinweis auf meine schizo-affektive Erkrankung das Aus gewesen. Allerdings ist das Verheimlichen der eigenen Erkrankung eine belastende Sache. Du verstehst genau, was deine Patient*innen oder Klient*innen erleben, weil du schon einmal auf der anderen Seite des medizinischen/sozialen Systems gewesen bist. Für mich war dieser Rollenkonflikt oft ein heikler Spagat. Trotzdem möchte ich diese Jahre nicht missen. Ich konnte gerade aufgrund meiner "Zusatzqualifikation" als Betroffene viel Gutes bewirken.

Wenn du nur irgend kannst, würde ich dir empfehlen, arbeiten zu gehen. Ich habe nach meinen Krankenhausaufenthalten jeweils zwei Wochen später irgendeinen Hilfsjob im Altenheim begonnen und es hat mir geholfen, mich wieder im Alltag zurechtzufinden. Die Arbeit verhinderte, dass ich zu viel über mich und meine Probleme nachdachte. Stattdessen wurde ich gebraucht. Und eine alte Frau morgens beim Waschen zu unterstützen war einfach, sinnvoll, und ließ mich zufrieden wieder nach Hause fahren.

Wichtig finde ich, die Frage nach Arbeit nicht mit der Frage des Geldes zu verknüpfen. So komisch das klingt. Es wäre schön, wenn wir schon wie die Schweiz über das bedingungslose Grundeinkommen abstimmen könnten. Noch ist es leider so, dass die Gehälter recht bizarr verteilt werden. Insbesondere die sogenannten Frauenberufe werden schlecht vergütet, während andere Berufsgruppen für mich unverständlich gut bezahlt werden.

Die Entscheidung welche Arbeit du machen möchtest, nach finanziellen Kriterien zu treffen, bedeutet vielleicht, dass du dich täglich zu einer Arbeitsstelle quälst die dir nicht gut tut und dich krank macht. Schau lieber danach, was dich erfüllen und glücklich machen würde. Als eine, die sowohl sehr gut bezahlt worden ist, als auch an der Armutsgrenze gekratzt hat, kann ich dir versichern, dass meine glücklichsten Zeiten nicht immer die gut bezahlten Jahre waren.

Die Tatsache, das du eine psychiatrische Diagnose hast, bedeutet nicht, das du nicht die freie Wahl bei der Auswahl deiner Berufswünsche hast. Lass dich um keinen Preis von Märchen wie: "Psychotiker*innen sollten nicht im sozialen Bereich arbeiten", verunsichern. Du würdest staunen, wie viele Betroffene ich unter meinen Kolleg*innen in der Psychiatrie getroffen habe. Es gibt schizophrene Psycholog*innen, manisch depressive Ärzt*innen und persönlichkeitsgestörte Sozialarbeiter*innen. Und sie machen einen großartigen Job. Nachdem sie gelernt haben, mit ihrer Krankheit gut umzugehen.

Wenn du häufig aussetzen musst, um in eine Klinik zu gehen, ist es schwierig, einen festen Job zu halten. Ich bin mehrfach gekündigt worden, weil ich zu lange krank war.
In diesem Fall könntest du vielleicht Zeitarbeit oder eine Ausbildung/Umschulung machen. Ich habe anfangs fürchterlich schlechte Jobs gemacht, immer mit dem Ziel, mich zu stabilisieren und meine Träume zu verwirklichen.

Ich habe mich dann, als ich stabiler geworden war, selbständig gemacht. Das hatte den Vorteil, dass ich meine Termine selbst bestimmen konnte und an schlechten Tagen nicht arbeiten musste.

Heute bin ich berentet und froh darüber. Der Preis, den ich für eine 40-Stunden-Woche bezahlt habe, war hoch. Oft hatte ich das Gefühl völliger Erschöpfung schon, wenn ich morgens in die Bahn zur Arbeit stieg.
Ich bin froh, mich so lange durchs Berufsleben gekämpft zu haben, freue mich aber jetzt genauso über die Freiheit, mir keine Sorgen mehr um meine Grundversorgung machen zu müssen und wieder kreativ arbeiten zu dürfen.

Für die Zukunft wünsche ich mir, dass wir für Alle die Möglichkeit entwickeln, mit einem bedingungslosen Grundeinkommen zu leben. Ich wünsche mir, das der ungeheure Druck, der sich seit Jahren in der Arbeitswelt aufbaut, reduziert wird und nicht mehr so viele Menschen aufgrund ihrer Berufstätigkeit erkranken.

Ich vertraue darauf, dass wir alle glücklicher sind, wenn wir produktiv etwas zum großen Ganzen beitragen. Aus eigener Erfahrung weiß ich, wie wohltuend Arbeit sein kann, wenn sie nicht durch Panik vor dem sozialen Absturz motiviert ist.

So könnten auch Menschen mit schweren Erkrankungen und Behinderungen ihren Platz im Arbeitsalltag finden. Statt Beschäftigungstherapie und Behindertenwerkstatt wünsche ich mir, dass in Zukunft jedeR Arbeitnehmer*in mit Freude das beiträgt was sie/er kann und möchte.

Einsamkeit in der Akutphase

Vor meiner Erkrankung war ich in einen großen Freund*innenkreis eingebunden und es gab immer jemanden den ich treffen oder anrufen konnte. Mit meiner Freundin Shauna, die ich täglich in der Hochschule sah, telefonierte ich jeden Abend. Wenn es mir schlecht ging, waren meine Probleme so, dass meine Freund*innen sie nachvollziehen und mir ihre Erfahrungen dazu mitteilen konnten.

Nach meinem Zusammenbruch war es enorm schwer auszuhalten, dass diese engen Freundschaften zunehmend wegbrachen, weil meine Freund*innen sich überfordert fühlten In den ersten Jahren nach dem Ausbruch meiner Krankheit gab es oft Krisenzeiten in denen ich mich unendlich einsam fühlte.

Eine Schwierigkeit bestand für mich darin, dass es in meinem Umfeld kaum Menschen gab, die meine Situation wirklich nachvollziehen konnten.

Oft habe ich mich in schlechten Phasen an professionelle Helfer gewandt, wenn ich das Gefühl hatte, reden zu müssen weil mir ansonsten der Kopf platzen würde. Der Vorteil ist, dass diese Menschen durch ihre Ausbildung und Erfahrung die Gefühlswelt von Grenzgänger*innen besser verstehen können.
Und weil sie nicht unsere Freund*innen sondern Profis sind, belasten wir sie im Regelfall nicht mit unseren Abgründen.

Später versuchte ich nicht mehr, die dunkelsten Ecken meiner Gedanken und Gefühle mit meinen Freund*innen zu besprechen. Zumindest nicht, wenn ich mich mitten im negativen, verängstigenden Sog dieser Grenzerfahrungen befand.
Bei einer meiner letzten dunklen Phasen, die sich mit tiefer Depression und vereinzelten akustischen Halluzinationen über fünf

Tage hinzog, habe ich mich an eine von mir geschätzte Therapeutin vom Krisendienst gewandt und mit ihr Gespräche geführt. Außerdem habe ich meine engsten Freunde angerufen und sie gebeten, jeden Tag für einige Minuten telefonisch nach mir zu hören.

Fünf Minuten sind eine gute Zeit für ein Krisentelefonat. Es verhindert den Impuls, ausführlich zu jammern. Ich versuche, möglichst viel vom Leben meiner Freund*innen mitzubekommen um mit Ihnen und dem Leben verbunden zu bleiben. Die fünf Minuten trösten mich, nehmen der Einsamkeit die Schärfe. Und meine Freund*innen brauchen nicht mit mir in die Dunkelheit abzutauchen, die mich gefangen hält.

Heute bin ich immer noch oft allein. Allerdings nehme ich dieses Alleinsein nur noch selten als deprimierend wahr. Zeit mit mir selbst zu verbringen, ist jetzt oft eine Möglichkeit, wieder zu mir "nach Hause" zu finden und für mich da zu sein. Selbst wenn ich Beziehungen führe, fordere ich diese Ruhephasen ein und brauche sie für mein inneres Gleichgewicht.

Ich stelle mir die Frage: Was brauchst du gerade? Wonach sehnst du dich? Brauchst du Trost, Ruhe, Kontakt?
Das was ich mir wünsche, kann ich mir oft selbst geben: Eine heiße Dusche, liebevolle Körperpflege, ein paar Stunden mit meinem Lieblingsbuch im Bett, ein Netflix-Serienmarathon ...
Manchmal hilft es auch, wenn ich mich bewusst dazu auffordere, mich zu bewegen und mit meinem Hund ein paar Kilometer zu wandern oder zu laufen.

Suche ich Kontakt, kann aber keine Freundin treffen, hilft es mir oft, mich in die Natur zu begeben und mir zu sagen, dass ich ein Teil von ihr bin. Diese Erfahrung mache ich wenn ich aufs Wasser sehe oder, auf einer Wiese liegend in den Himmel schaue.
Ohne menschlichen Kontakt sind wir verloren. Aber oft kann das Gefühl der Einsamkeit gemildert werden, wenn wir uns

selbst etwas Gutes tun und uns innerlich mit dem Ganzen verbinden, dessen Teil wir immer sind und sein werden.

Wie du als Erwachsene neue Freunde findest

Nach Ausbruch meiner Krankheit habe ich viele Freund*innen verloren. Zum einen war es für mein Umfeld schwer auszuhalten, durch welche Abgründe ich mich bewegte. Zum Anderen war ich nach meiner Rückkehr in die Normalität so beschämt und unsicher, dass ich mich zurückzog.

Es kann auch aus anderen Gründen schwer sein, als Erwachsene neue Freund*innen zu finden. Zum Beispiel bei häufigen Umzügen, nach einer Trennung oder bei Arbeitslosigkeit.

Hier sind einige Ideen, wie du neue Kontakte knüpfen kannst:

1) Finde heraus, welche Aktivitäten dich glücklich machen
Ich schreibe gern - und suchte mir eine lokale Schreibgruppe.
Ich liebe es, mit meinem Hund unterwegs zu sein - und traf andere Hundehalterinnen.
Ich liebe Musik - und fand einen Gospelchor.
Sport macht mich glücklich - und ich fand eine Laufgruppe und meine Crossfitbox
Ich identifiziere mich als Lesbe - und trat einen Lesbenstammtisch bei.
Ich wünsche mir, mich politisch einzubringen - und suchte eine Partei, bei der ich mitarbeiten kann.

2) Nutze das Internet
Für die Recherche ist das Internet eine gute Möglichkeit, Kontakte in deiner Stadt zu finden. Du weißt ja jetzt, welche Aktivitäten du suchst. Sollte es kein Angebot in deiner Nähe geben, kannst du dich auch einer Gruppe online anschliessen. Ich habe mit einer Internetgruppe abgenommen und auch über meinen

damaligen Fitnessblog viele Menschen kennengelernt. Heute kommen noch die sozialen Medien hinzu, die dir die Chance geben, erste Kontakte zu anderen gleichgesinnten Menschen aufzubauen.

3) Mach jemandem ein ernst gemeintes Kompliment

Um spontan auf neue Menschen zuzugehen brauchst du ein bisschen Mut. Ich beginne neue Kontakte gern mit einem Kompliment. "Du trägst ein wunderschönes Kleid" sage ich dann, oder: " dein Hund ist mir sympathisch." Und sofort ergibt sich ein kurzer freundlicher Kontakt, der im besten Fall zu einer Freundschaft wachsen kann.

4) Biete deine Hilfe an

Wenn deine Nachbarn umziehen, biete ihnen an, mitzuhelfen. Hüte das Kind der Frau von nebenan, such dir ein Ehrenamt.

5) Herrje!

Ja, ich gebe zu, es ist wirklich ein bisschen wie Dating: Du triffst viele neue Menschen und nur einige davon werden dich wirklich begeistern. Aber es funktioniert und macht Spaß.

6) Lerne, dich selbst gern zu haben

Weil ich jetzt in gutem Kontakt zu mir lebe und mich selbst gern haben kann, fällt es mir leichter, neugierig und positiv auf Menschen zuzugehen und nicht aus dem Gefühl des Mangels zu agieren. Als ich das noch tat, schreckten die Menschen vor meiner Bedürftigkeit zurück. Jetzt, wo es mir gut damit geht, mal einen Tag ganz allein zu verbringen, fühle ich mich weniger allein.

Sport

Erinnerst du dich noch an den Sportunterricht in der Schule?
Ich gehörte zu den pummeligen Kindern, und wenn ich vor dem Bock stand, wusste ich: Die dürre Sportlehrerin mit dem verkniffenen Mund würde mich entweder gerade noch so auf die andere Seite des Bocks zerren, oder ich würde mit voller Wucht dagegen laufen.
Das Lauftraining bestand darin, dass wir unaufgewärmt mehrere Runden um den Sportplatz rannten. Ich weit hinten, mit rotem Gesicht.
Das Einzige was noch schlimmer war: Die Aufforderung, an einem Seil zur Hallendecke zu klettern.

Da ich scheinbar kein Talent hatte, begann ich, mich hinter dem Mattenstapel zu verstecken und später in der Oberstufe mit den coolen Mitschüler*innen hinter den Büschen am Sportplatz zu rauchen. Ich hasste Sport.

Mit siebzehn machte ich mit drei Freundinnen eine Fahrradtour durch Schweden. An einem See trafen wir drei junge Surfer. Wir beschlossen, eine Weile zu bleiben. Am nächsten Tag überredete mich einer von ihnen, aufs Surfboard zu steigen. Mein inneres gemeines Mädchen warnte mich: Du wirst dich blamieren. Denk an den Sportunterricht!

Merkwürdigerweise konnte ich nach zwei Tagen bereits kleine Touren auf dem See machen und hatte die Wendemanöver begriffen. Sogar das Segel konnte ich aus dem Wasser ziehen, ohne mein Gleichgewicht auf dem Brett zu verlieren.

Diese Erfahrung änderte aber noch nichts an meiner Überzeugung. Nach dem Urlaub mied ich sportliche Betätigungen für die nächsten 20 Jahre. In meinen Augen war ich für koordinierte oder schnelle Bewegungen nicht gebaut. Ich würde nur rennen, wenn mir ein Tiger auf den Fersen wäre.

Mit Mitte vierzig und deutlich übergewichtig, konnte ich mich erstmals dazu motivieren mich zu bewegen. Ich wollte schlanker werden, und alles, was dazu zu lesen war, deutete darauf hin, das dies nur über weniger Essen und mehr Bewegung zu erreichen war.

Wegen der geringen Kosten wählte ich das Laufen. Und dann tat ich das Beste, was ich im Bezug auf Bewegung machen konnte: Ich recherchierte im Internet nach Trainingsplänen.
Zu meinem großen Erstaunen stellte ich fest, dass auch eine Laufeinheit von 30 Minuten gut vorbereitet werden will.

Ich folgte meinem Trainingsplan und begann mit einer Minute Joggen, gefolgt von mehreren Minuten langsamem Gehen. Es war Sommer, der Sportplatz in meiner Nähe hatte einen weichen Belag und schon im Herbst war ich in der Lage, 50 Minuten ohne Pause zu laufen. Zu sagen, dass ich darüber erstaunt war, wäre eine Untertreibung.

Im Winter suchte ich nach einem alternativen Trainingsprogramm für die kalte Jahreszeit. Ich machte zwei Probetrainings und wählte einen kleinen Sportverein in der Nähe.
Als erstes besuchte ich den Kurs Kickboxen. Und das pummelige Kind hatte einen weiteren Auftritt. Schon nach zehn Minuten lag ich hechelnd am Boden und war unfähig am weiteren Training teilzunehmen. Aber neben der Scham über meine körperliche Schwäche, stachelte mich ein Gedanke an: Bestimmt dachten diese jungen durchtrainierten Frauen, dass ich mich nach dieser Blamage nicht noch einmal zum Kurs trauen würde.
Wild entschlossen kam ich zum nächsten Training, und zum Nächsten. Irgendwann konnte ich eine Einheit überstehen und es machte Spaß, die Bewegungsfolgen zu lernen und sich gegen

die Übungspartnerin zu verteidigen. Ich fühlte mich stark, und wie schon beim sommerlichen Laufen, bemerkte ich, das meine Stimmung deutlich besser war.

Ich hatte jetzt die Angst verloren, eine neue Sportart auszuprobieren, auch wenn ich mich jeweils zu Beginn eines Trainings dumm anstellte und nicht mit den anderen Teilnehmer*innen mithalten konnte. Ich ließ zu, dass ich mich blamierte und entwickelte einen hartnäckigen Stolz, auch mit meinem Übergewicht und fortgeschrittenen Alter anwesend zu sein.

Im nächsten Frühling nahm ich mit einer Gruppe von ebenfalls dicken Freundinnen an meinem ersten Fünf-Kilometer-Lauf teil. Wir schwitzten, wir krochen, aber wir überquerten die Ziellinie mit einer Welle der Euphorie, die mir bis zu diesem Zeitpunkt noch unbekannt gewesen war.

Wir verabredeten uns, im nächsten Jahr zehn Kilometer zu laufen. Und obwohl ich verletzt war hielt ich mein Versprechen und nahm an zwei Zehn-Kilometer-Läufen teil. Beide Male ging ich als eine der letzten Läuferinnen ins Ziel. Trotzdem: Die Euphorie war unbeschreiblich. Es passierte etwas, was ich nie erwartet hätte: Ich begann mich schlecht zu fühlen, wenn ich nicht trainierte.

Heute freue ich mich, einen Weg gefunden zu haben, mich mental und physisch fit zu halten. Auf meinem Weg zu mehr Wohlbefinden ist Sport ein wichtiger Faktor geworden. Das pummelige Mädchen hockt nicht mehr hinter dem Mattenstapel.

Tiere

Ich stehe mit meiner Freundin im Katzenhaus des Berliner Tierheims. Natürlich kann ich den Blick nicht von den Katzenbabys wenden, die in einem kleinen Gehege umhertapsen und herzzerreißend miauen. Ich bin verliebt!

“Angelika”, sagt Steffi streng. “Du hattest noch nie ein eigenes Tier. Wenn du ein Katzenbaby mitnimmst, wird es noch nicht stubenrein sein, es wird viel spielen, und wenn du arbeiten bist, nimmt es vor Langeweile deine Wohnung auseinander.”

Also lasse ich mich darauf ein, auch die erwachsenen Katzen kennenzulernen.
Und da ist sie, eine freundliche Tigerkatze, die sich sofort an mich drängt und noch bei der Abschlussuntersuchung durch den Tierarzt so laut schnurrt, dass ihre Herztöne nicht zu hören sind. Ich bringe sie mit nach Hause und mein Leben bekommt eine neue Farbe.

Tiere können uns helfen, den Fokus nicht mehr auf uns und unserer Krankengeschichte, sondern stattdessen auf sie zu richten. Wenn wir mit Tieren leben, sind wir für ihr Wohlbefinden verantwortlich und können lernen, uns nicht nur um uns und unsere Schwierigkeiten zu drehen.

Studien zeigen, dass das Leben mit Tieren Ängste und Spannungen reduziert. Tiere sind empatisch, spüren unsere Emotionen und reagieren darauf, ohne uns zu bewerten. Wenn wir nach Hause kommen, freuen sie sich auf uns, sie sind akzeptierende und geduldige Begleiter im Alltag.

Tara, meine Tigerkatze, begleitete mich durch gute und schlechte Zeiten. Wenn ich depressiv auf dem Sofa lag, rollte sie sich an

meiner Seite ein und leistete mir Gesellschaft. Aber ich musste auch aufstehen, um uns beiden etwas zu essen zu machen. Ihr Katzenklo musste gereinigt werden. Ich sorgte für ein anderes Lebewesen. Das tat mir gut.
Erst im hohen Alter von 19 Jahren musste ich sie gehen lassen. Sie schlief in meinem Arm ein.

Nach wenigen Wochen wurde mir klar, so sehr ich Tara auch vermisste, ich wollte möglichst bald wieder ein Tier bei mir haben.

Zu dieser Zeit hatte ich den Wunsch, mehr in der Natur zu sein und mich viel zu bewegen. Ich beschloss, einen Hund zu suchen. Mit der Aufzucht eines Welpen fühlte ich mich überfordert - ich schaute nach einem erwachsenen Hund.
Im Internet fand ich eine private Tierschutzorganisation, die sich auf russische Straßenhunde spezialisiert hatte und diese vor der Tötung rettete.
Nervös redete ich mir ein, wenn ich so ohne jegliches Vorwissen einen Hund hielt, wäre es in jedem Fall wenigstens die Rettung eines Hundelebens.

Als ich die Hunde kennenlernte, konnte ich mich nicht sofort für ein Tier entscheiden. Dafür war die Hundetrainerin, die die Tiere gerade pflegte, eine gute Ratgeberin.
Ich schilderte ihr, dass ich einen Hund brauchte, den ich zur Arbeit mit meinen jugendlichen Klient*innen mitnehmen konnte. Ideal wäre ein Therapiehund gewesen.

Einer der Hunde, Markis, hatte ein Jahr lang bei ihr gelebt und sie hatte ihn in dieser Zeit therapeutisch ausgebildet. Er schien sehr gutmütig zu sein. Seine Schwäche: Er fraß alles, was er fand, und hatte noch beträchtliches Übergewicht.
Der Husky-Schäferhund-Mischling nahm ganz entspannt mit mir den Bus nach Hause.

Schnell gewöhnte er sich an meinen Tagesablauf und begleitete mich mit seiner ruhigen Art durch den Tag. Er bellte nie, wartete morgens geduldig, bis ich wach genug war, um mit ihm raus zu gehen, und schien mit den Jugendlichen großen Spaß zu haben. Das Fressen von Essensresten auf der Straße hat er sich aber nie ganz abgewöhnt.

Durch ihn habe ich das Wandern lieben gelernt. Es ist einfach viel schöner, mit einem Begleiter durch die Natur zu gehen. Und im Winter ist Markis in Bestform, weil er sich im Schnee zu Hause fühlt und sich vor Freude fast hysterisch im Schnee wälzt.

Durch den Hund komme ich schnell mit Menschen in Kontakt. Oft bleiben Kinder stehen und streicheln ihn oder ich komme mit anderen Hundehalter*innen ins Gespräch. Nachts fühle ich mich beschützt. Und ich bin, wie erwartet, aktiver geworden seit ich mit ihm zusammenlebe.

Ich bin ihm zutiefst dankbar und liebe ihn von ganzem Herzen. Und auch jetzt noch hält mich seine Existenz in dunklen Zeiten davon ab, mich tagelang im Bett zu verkriechen.

Solange du noch stationäre Hilfe in Kliniken oder Tageskliniken nutzen möchtest, kannst du vielleicht ehrenamtlich bei einem Tierheim arbeiten und Hunde oder Katzen versorgen. Ein eigenes Tier braucht dich ohne Unterbrechung.

Bist du so stabil, dass du deine Krisen ambulant überstehst, kann ich dich nur ermuntern, ein Tier bei dir aufzunehmen.
Es ist für mich ein wunderbares Gefühl, morgens als erstes in ein freudiges Hundegesicht zu schauen, oder nach Hause zu kommen und ganz aufgeregt mit wedelndem Schwanz begrüßt zu werden.

Während ich dies schreibe liegt Markis neben mir und schaut mich mit dunklen, warmen Augen an. Ich glaube, er mag mich auch.

Drogen

Meine Erfahrungen mit Drogen beschränken sich auf das Rauchen von Marihuana und den Genuss von Alkohol und Zigaretten.

Während ich Sozialarbeit studierte, kam ich in Kontakt mit dem Kiffen durch die Abende in der Gemeinschaftsküche des Studentenwohnheims, in der die Mädels gelegentlich einen Joint teilten. Zunächst probierte ich nur einige Züge, später rauchte ich ab und zu einen eigenen Joint.

Die Wirkung auf mich war hauptsächlich beruhigend. Ich wurde, besonders in Kombination mit Wein, schnell müde. Ein einziges Mal hatte ich einen sehr angenehmen Lachanfall, der über Stunden anhielt und mich immer wieder kichern ließ.

Aber nach dem Rauchen, wenn ich im Bett lag, hatte ich oft paranoide Gedanken und fühlte mich schwindelig. Da dies nur nach dem Kiffen auftrat, glaube ich, dass die Paranoia nichts mit meiner Grunderkrankung zu tun hatte, die zu diesem Zeitpunkt nicht im Vordergrund stand.

Etwa ein halbes Jahr lang rauchte ich regelmäßig. Die letzten Male schon in Berlin. Dort ereignete sich auch die Szene, die mich für immer von dem Wunsch zu kiffen befreite.

Ich hatte eine junge Frau im Sozialamt kennengelernt und saß spät in der Nacht in ihrer ärmlichen Wohnung. Wir rauchten, während wir gemeinsam auf ihren Fernseher starrten, wo eine alberne MTV-Sendung lief. Über Stunden lungerten wir herum und schauten fern. Wir führten kein Gespräch, sondern grinsten nur breit die Musikvideos auf dem Bildschirm an.

Zu diesem Zeitpunkt war ich neu in Berlin, arbeitslos und bettelarm. Und ich machte keine Anstalten das zu ändern. Ich kiffte mich in eine Entspannung, die meiner Situation nicht angemessen war.

In dieser Nacht fragte ich mich, wofür ich in die spannendste Metropole Deutschlands gezogen war. Wollte ich nicht etwas für mich erreichen? Warum hatte ich die Stadt noch nicht besser kennengelernt? Wie würde ich inspirierende neue Freund*innen finden?
Ich nahm mein Tütchen Marihuana und spülte es im Klo hinunter.
Es war leicht, aufzuhören. Körperlich und psychisch hatte ich keinerlei Entzugserscheinungen.

Zu Rauchen begann ich mit 20 Jahren. Konnte ich zuerst noch ohne Zigaretten in den Urlaub fahren, ohne etwas zu vermissen, wurde ich mit Mitte zwanzig endgültig süchtig. Inzwischen rauche ich seit 30 Jahren. Oft habe ich versucht aufzuhören. Bisher ohne Erfolg. Einmal konnte ich für ein Jahr zur E-Zigarette wechseln. Dann wurde ich wieder rückfällig. Während ich dies schreibe, liegt wieder einmal ein Buch zur Raucherentwöhnung auf meinem Nachttisch.

Könnte ich in die Vergangenheit reisen, würde ich um keinen Preis nochmal zu rauchen anfangen. Stattdessen würde ich von der verschwendeten Geldsumme um die Welt reisen.

Alkohol trank ich ebenfalls seit meiner Studienzeit. Über Jahre eher moderat, nach Konzerten oder mit Freunden. In den letzten Jahren trank ich auch gern mal abends allein einen Wein auf dem Sofa.
Es gab auch immer wieder Phasen, in denen ich zu viel trank. Denn leider hat Alkohol gerade für mich als Psychotikerin eine

unglaublich angenehme Wirkung: Die Angespanntheit während der schlechten Phasen geht unter Alkohol deutlich zurück.

Irgendwann begann ich, mit einer Freundin, über meine Trinkgewohnheiten Buch zu führen. Das Ergebnis war nicht schockierend: Ich trank im Durchschnitt täglich zwei Gläser Wein. Trotzdem wollte ich wissen, ob es sich um eine harmlose Gewohnheit oder um Missbrauch handelte. Ich hörte von einem Tag auf den anderen auf.

Leider stellte ich fest das ich mich schon an den abendlichen Wein gewöhnt hatte. Es fiel mir in den ersten fünf Tagen verdammt schwer nicht zu trinken. Seither habe ich meinen Alkoholkonsum genau im Blick. Wenn ich das Gefühl habe, mich zu sehr an den Konsum zu gewöhnen, setze ich für eine Weile aus.

Was ist nun ein vernünftiger Umgang mit Drogen, wenn man mit Schizophrenie lebt? Ich würde vom Kiffen abraten, weil immer wieder Leute in ihrem breiten Zustand hängenbleiben und auch Studien nachweisen, dass Marihuana eine psychotische Phase auslösen kann. Und die leichte Paranoia nach dem Genuss ist, ehrlich gesagt, unangenehm.

Alkohol in Maßen kann in Ordnung sein, wenn du es schaffst, dich nicht daran zu gewöhnen oder ihn zur Bekämpfung deiner Symptome zu missbrauchen.

Fragen die du dir zu Alkohol stellen solltest sind: Wie viel trinke ich wirklich? Beüge ich mich selbst über die tatsächliche Menge des Konsums? Benutze ich meinen Alkoholkonsum um Probleme besser auszuhalten? Es kann aufschlussreich sein, mal ein Tagebuch zu führen, in dem du, nur für dich, vermerkst, wann und wie viel du trinkst.
Grundsätzlich plädiere ich für einen kontrollierten Drogenkonsum. Wer es schafft, wenig zu rauchen und nur gelegentlich

zu trinken, muss sich sicher keine Sorgen machen. Ich gehöre jedoch zu denen, die schnell in die Suchtfalle geraten können. Deshalb hinterfrage ich meinen Konsum und versuche, nach allem, was ich durchgemacht habe, nicht auch noch Patientin in einer Suchtklinik zu werden.

Über meine Erfahrungen mit Minimalismus

Während meines Musikstudiums kam ich eines Nachmittags vom Einkaufen zurück ins Wohnheim und sah, das mein Zimmer lichterloh brannte. Mein altes TV-Gerät war implodiert. Mit Hilfe einiger Studenten, und der kurz darauf eintreffenden Feuerwehr, konnte es gelöscht werden.
An diesem Nachmittag stand ich mit dreckiger Kleidung im Flur des Heims und hatte nichts mehr außer meinem Instrument, das ein mutiger Geiger aus den Flammen gerettet hatte.
Zwar konnte ich später einige Gegenstände retten, trotzdem war das Erlebnis, fast keinen persönlichen Besitz mehr zu haben, eindrucksvoll.
Die Versicherung zahlte, ich bekam neue Möbel und konnte mich neu einkleiden. Aber wenn ich ehrlich war, hatte sich die Besitzlosigkeit nicht so beängstigend angefühlt, wie ich es erwartet hatte.

Seither habe ich weiter mit wenigen Besitztümern gelebt. Das hatte den Vorteil, dass meine häufigen Umzüge ganz leicht zu organisieren waren und nicht viel Geld kosteten.

Vor einiger Zeit fand ich im Internet einen Begriff für diese Lebensform: Minimalismus.
Begeistert las ich von anderen Menschen, die entdeckt hatten, dass das Leben nur mit den nötigsten und geliebten Gegenständen, ihnen eine neue Perspektive eröffnete. Sie investierten lieber in Reisen oder andere Erfahrungen, sortierten alles Überflüssige aus und lebten manchmal sogar in Mikrohäusern, die sie mit einem Auto an jeden schönen Ort ziehen konnten. Nächtelang saß ich am PC und schaute ihre phantasievoll ausgebauten "tiny houses" an.

War meine Motivation für den Minimalismus eher die Erfahrung, dass ich mich in einer ruhig gestalteten Wohnung mit wenig optischen Reizen besser fühlte als in einem vollgestellten, stark dekorierten Raum, so lernte ich jetzt auch andere minimalistische Ideen kennen. Den Gedanken der Nachhaltigkeit, die Idee, weniger haben, deshalb weniger arbeiten zu müssen und stattdessen mehr persönliche Freiheit zu genießen.

Minimalismus bedeutet nicht, arm zu sein. Aber in Zeiten, in denen ich nicht viel Geld habe, ist es sicherlich einfacher, mit wenig Besitz zu leben. In meiner Wohnung stehen nur wenige helle Möbel, vieles ist gebraucht gekauft. Mit schönen weissen Stoffen, Kissen und Pflanzen ergibt sich so eine ruhige, leichte Atmosphäre. Auf einem Kleiderständer hängen meine wenigen Kleider, die Küche ist nur mit dem Notwendigsten ausgestattet. Ich besitze auch keinen Fernseher mehr.
Investiert habe ich in mein treues Macbook. Ich streame Musik und Filme und muss so keine CD- und DVD-Sammlungen unterbringen.

Nach einigem Zögern habe ich sogar meine Bibliothek auf ca. 30 Bücher reduziert. Behalten habe ich nur meine Lieblingsbücher, die ich gern immer wieder lese. Ansonsten leihe ich Bücher von der Stadtbibliothek. Wenn ich ein Buch lesen möchte was dort nicht vorhanden ist, kaufe ich es, verschenke es aber nach dem Lesen an meine Freund*innen weiter.

Hätte ich mehr finanzielle Mittel, würde ich mehr auf die Qualität meiner Besitztümer achten und versuchen, Dinge zu kaufen, die lange halten und aus nachhaltiger Produktion stammen. Ich würde keine Kleidung mehr bei Firmen kaufen, die ihre Arbeiter ausnutzen. Ich würde Bio-Landwirte unterstützen, Möbel und Einrichtungsgegenstände kaufen, die fair und umweltfreundlich produziert wurden. Und ich würde wieder reisen.

Minimalismus ist eine Hilfe für mich. Die Klarheit und Ordnung im Aussen sorgt für Klarheit und Ruhe in meinem Inneren.

Produktivität mit chronischer Erkrankung

Produktivität mit chronischer Erkrankung
Bei meinen Experimenten auf der Suche nach einem erfüllten, produktiven Leben merkte ich schnell, dass Glück sich dann einstellte, wenn ich das Gefühl hatte, mich mit einer Arbeitsaufgabe zu entwickeln. Und wenn ich gleichzeitig etwas für Andere tun konnte.

Die Hürde für mich: Ich hatte als Selbstständige keine Vorgesetzten mehr, die mich zwangen, meine Aufgaben zu erledigen. Ich war auf mich allein gestellt.
Die guten Vorsätze waren zwar da, aber ich saß oft antriebslos in meinem Zimmer und surfte im Internet. Dann war ich enttäuscht und ärgerlich auf mich.

In dieser Situation stieß ich auf Blogs und Bücher, die sich speziell mit dem Entwickeln von Gewohnheiten beschäftigten. Ich liebe das Lesen zu diesem Thema. Die Bücher von Gretchen Rubin (www.gretchenrubin.com) halfen mir enorm.
In: "Better than before" unterscheidet sie vier menschliche Grundtendenzen, die jeweils ihre ganz eigene Art haben, Ziele zu erreichen und hilfreiche Gewohnheiten zu bilden.
Ich lernte von ihr, dass mein Typus gut darin war, die Ansprüche von Anderen zu erfüllen. Ging es hingegen um meine persönlichen Ziele, so verfolgte ich sie nur sehr unregelmäßig.

Für Menschen, die so ticken, ist es wichtig, Ziele öffentlich zu formulieren und sich mit anderen Personen zusammenzutun.
Zum Beispiel liebe ich Morgenspaziergänge, aber ohne meinen Hund, der sie noch dringender braucht, würde ich sie nicht unternehmen.

Wenn ich etwas lernen, kreieren, oder ein anderes wichtiges Ziel erreichen will, hilft es mir, dies in einer Gruppe oder mit einem Coach zu tun. Ich messe mich mit den anderen Mitgliedern. Und es wäre mir unangenehm wenn ich abbrechen und meinen Coach oder die Gruppe enttäuschen würde.

Der Effekt auf meine Produktivität ist enorm. Und durch die Präsenz des Internets kann ich fast für alle Projekte, die ich zu Prioritäten machen möchte, ein Netz von gleichgesinnten Menschen finden.

Um dieses Buch zu schreiben nutzte ich zum Beispiel das amerikanische Forum "National Novel Writing Month "(https://nanowrimo.org), das jeden November online stattfindet. Schreibende aus aller Welt treffen sich online und auch real, um den November über 50.000 Wörter zu tippen. Egal wie. Die Rohfassung für dieses Buch habe ich voller Begeisterung und mit erhöhtem Kaffeekonsum so aufgeschrieben.

Was für mich gut funktioniert, würde andere in den Wahnsinn treiben. Es geht darum, sich selbst kennenzulernen und zu sehen wie man sich seine Struktur so schafft, dass die Dinge, die wir als Priorität sehen, auch genug Raum in unserem Alltag bekommen.

Falls Dich das Thema interessiert ist hier ein Link zu einem Test von Gretchen Rubin, mit dem du schauen kannst, welcher der vier Grundtendenzen du hast.
(http://www.surveygizmo.com/s3/3163256/Gretchen-Rubin-s-Quiz-The-Four-Tendencies-Fall2016)

In meinem Leben habe ich oft sehr hart gearbeitet, ohne mich erfüllt und zufrieden zu fühlen. Im Rückblick fällt mir auf, dass ich manchmal einfach arbeitete, um nicht faul zu sein. Ich hatte kein klares Bild von dem, was ich erreichen wollte und welches meine ganz persönlichen Prioritäten waren.

Wenn ich jetzt eine Entscheidung für oder gegen ein Projekt fälle, notiere ich auf einem Papier die mir wichtigen Werte: Gesundheit, Wachstum, etwas hilfreiches für Andere zu tun etc. … Dann überprüfe ich, ob meine Projektidee mehr oder weniger mit meinen persönlichen Werten übereinstimmt. So ist auch dieses Buchprojekt entstanden.

Ich entscheide mich jetzt dafür, meinen Leidenschaften nachzugehen. Und Leidenschaft bedeutet nicht, dass ich während der gesamten Arbeitsphase begeistert bin. Wenn die Euphorie abflaut, denke ich daran, dass auch das beharrliche durch den Schlamm waten zu einem Projekt dazu gehört. Ich rufe mir in Erinnerung, warum ich mich für diese Aufgabe entschieden habe.

Und trotzdem ist es nicht leicht. Ich lerne gerade, mir zu verzeihen, dass ich auch Tage erlebe, an denen an Produktivität nicht zu denken ist. Tage, an denen ich eingerollt und starr im Bett liege weil es mir psychisch so schlecht geht.

Oft kommt direkt nach so einem Tief eine Phase hoher Konzentration und Kreativität. Ich surfe, so gut es geht, auf den Wellen meiner inneren Zustände.

Ebenso hilft es mir, die Tage gut zu planen. Das macht mir Freude und gibt meinem Alltag die nötige Struktur.
Ich liebe mein Bullet-Journal, in dem ich sowohl langfristige Ziele, als auch die kleinen täglichen Schritte auf das Ziel zu, notieren und planen kann.

Immer nehme ich Rücksicht auf meinen Energiepegel. Als Nachteule kann ich mich noch spätabends konzentrieren, bin dafür aber morgens besonders langsam. Gut, dass ich mir die schwierigen Aufgaben in Zeiten legen kann, in denen ich physisch und psychisch am leistungsfähigsten bin.

Dankbarkeit

Ich las ein Buch von Gretchen Rubin mit dem Titel: "The Happiness Project". Darin beschreibt die Autorin ihre Selbstversuche zum Thema Glück. Sie nimmt dafür die Texte alter Glaubenstraditionen und -philosophien, stellt sie neben moderne Neuropsychologie und Glücksforschung und probiert in ihrem Alltag aus, was von den Handlungsvorgaben und Übungen sie weiterbringt.

Die erste Idee, die ich, angeregt durch das Buch, ausprobierte, war die Praxis der Dankbarkeit. Sowohl in der buddhistischen Tradition als auch in der modernen Hirnforschung wird sie als ein Weg zu besserem Wohlbefinden angepriesen.

Ich nahm ein schönes Glas mit Deckel, stellte es gut sichtbar auf mein Fensterbrett und jedes Mal, wenn das Gefühl der Dankbarkeit in mir aufstieg, schrieb ich den Anlass auf einen Zettel, den ich in das Glas steckte.
Nach vier Wochen hatte ich eine ziemlich umfangreiche Sammlung von Notizen. Ich fühlte mich überraschend positiv gestimmt für die dunkle Jahreszeit. Als Grund vermute ich, das mich die Gewohnheit des Sammelns dazu brachte, meinen Fokus auf die kleinen Lichtblicke während meines Tages zu richten.

Wie Rick Hanson, ein großer Neurowissenschaftler unserer Zeit (www.rickhanson.net), erklärt, ist unser Hirn von Natur aus befangen. Es merkt sich traumatische und negative Erfahrungen um vieles leichter als gute und glückliche, oder eben dankbare Momente. Um diese Ungleichheit auszugleichen, empfiehlt Hanson, bewusst mehr Aufmerksamkeit auf die positiven Ereignisse in unserem Alltag zu richten und die Momente durch bewusstes Fühlen und Wahrnehmen besser abzuspeichern.
Heute beginne ich jeden Tag mit einem Eintrag in mein Journal. Ich konzentriere mich als erstes auf drei Dinge, für die ich an

diesem Tagesbeginn dankbar bin und schreibe sie auf. Es handelt sich oft um kleine Dinge: Sonnenschein, mein treues Hündchen neben mir, eine dampfende Tasse Kaffee oder auch eine Freundin, die mir an diesem Morgen besonders präsent ist.

Für mich ist diese Gewohnheit sehr wohltuend. Und da sie nicht viel Aufwand macht, bin ich in der Lage, täglich meine Aufmerksamkeit auf das Thema Dankbarkeit zu lenken. Gerade bei depressiven Verstimmungen kann ich diese Praxis empfehlen.

Mein Morgenritual

Seit ich mir meinen Tag selbst einteilen kann, wache ich am liebsten ohne Wecker auf. Nachdem ich einen starken Kaffee gekocht habe, setze ich mich mit der dampfenden Tasse zurück ins Bett, wo mein Hund schon schwanzwedelnd auf mich wartet, und schlage mein Journal auf.

Es ist ein schönes Bullet-Journal (http://bulletjournal.com), in dem ich alles fest halte, was für mich wichtig ist. Es gibt einen Monats- und Jahresplan, kleinere Abschnitte, in denen ich jeweils am Wochenende für die kommende Woche Ziele setze, To-Do-Listen, Tabellen, in denen ich täglich zu erledigende Handlungen wie Bewegung oder Meditation abhaken kann, und zwei leere Seiten für jeden einzelnen Tag. Auf der rechten Seite notiere ich die Intentionen und Aufgaben. Die linke Seite ist für Tagebucheinträge, Tarot, Notizen und mein Horoskop.

Ich lese kurz was ich mir für den heutigen Tag vorgenommen habe und überlege, wann genau ich welche Aufgabe erledigen möchte.

Dann ziehe ich drei Tarotkarten. Diese Gewohnheit habe ich von der ebenfalls mit Schizophrenie lebenden Autorin Esmé Wang (esmewang.com) übernommen, die mich in Vielem inspiriert.
Die erste Karte soll beschreiben, wie meine innere seelische Landschaft heute aussieht. Mit der zweiten Karte frage ich, was der Tag mir bringt. Die dritte Karte dient als Orientierung, was heute konkret zu tun ist.
Ich mische die Karten sorgfältig, ziehe sie und betrachte das Bild. Dann schreibe ich mir die Bedeutung in mein Journal. Von den vielen Tarotsammlungen, die es gibt, habe ich mir das Crowley Tarot ausgesucht, weil ich die Bildsprache so schön und klar finde.

Das Horoskop, erstellt von Ophelia und Tali Edut (astrostyle.com), lese ich online und zusammen mit den Karten vermittelt es mir eine ungefähre Ahnung wie ich dem Tag begegnen kann. Zwischendurch trinke ich meinen Kaffee, schaue aus dem Fenster in den Garten und erspüre, wie es mir geht. Wie ist mein Energiepegel? Tut meinem Körper etwas weh? Habe ich etwas geträumt und mit in den Tag genommen?

Ich lasse mir viel Zeit. Als früherer Morgenmuffel ist es schön, ohne Gehetze in den Tag zu kommen und in Ruhe Kaffee zu trinken.

Erst dann lasse ich den Hund raus und beginne den Tag mit einer heißen Dusche.

Psychisch Krank

Am Ende meiner Psychotherapie stand das Bedürfnis, mich selbst mit liebevollem Blick zu betrachten und mir nicht ständig den Stempel "krank" aufzudrücken.

Bis zu diesem Punkt durchlief ich einen langen Prozess. Angefangen habe ich, indem ich mich als Opfer meiner Geschichte wahrnahm. Ich dachte: Weil ich eine traumatische Kindheit hatte, bin ich krank geworden und das ist schlimm.
Ich bin kaputtgegangen. Die gesunde Angelika ist bei dem Brückensprung gestorben. Überlebt hat die "kaputte psychisch Kranke".

Ohne Frage fühlte ich mich mit diesen Gedanken miserabel.

Dann begegnete ich meiner spirituellen Lehrerin. Sie wiederholte mir gegenüber immer wieder, dass Menschen nicht kaputt gehen können, selbst wenn es so wirken mag.
Sie ließ mich wissen, das meine Essenz unverletzbar sei. Und das ich mich immer auf die Klarheit und Unversehrtheit meines Herzens verlassen konnte.

Ich hörte aufmerksam zu, konnte diese Art mich selbst zu sehen aber nicht aufrecht erhalten. Immer wieder richtete ich meine Aufmerksamkeit auf meine vermeintlichen und realen Defizite.

Dies wurde untermauert von meinen Erfahrungen als "kranke" Frau in einem Umfeld, in dem noch viel Angst und Unverständnis bestand, was dazu führte, dass die Diskriminierung stetig präsent war.

Etwa im fünften Jahr der Therapie bei Frau Fuchs stellte sich mir mein Leben erstmals anders dar. Ich lebte in einer harmonischen

Beziehung und arbeitete engagiert und erfolgreich als Ergotherapeutin. Ich nahm mich zunehmend als gesünder, kompetent und stark wahr. Ich war fähig zu lieben und zu arbeiten.

Kurz vor dem Ende meiner Therapie hatte ich endlich erfahren, was meine spirituelle Lehrerin gemeint hatte. Klient*innen und Freunde*innen begannen sich zunehmend an mich zu wenden, wenn sie vor Herausforderungen standen und nach einem Weg suchten. Ich hatte mich von einem Notfall zu einer Spezialistin für Notfälle entwickelt.

Heute achte ich sehr aufmerksam auf meine Gedanken. Ich weiß, wie überaus wirksam sie sind und wie es sich anfühlt, defizitorientiert und selbstmitleidig auf sich selbst zu schauen. Ich schaffe mir meine Welt durch die Dinge, denen ich immer wieder Aufmerksamkeit schenke. Mich selbst als wertvoll, liebenswert und stark wahrzunehmen ist nach Jahren der gedanklichen Hölle eine unglaubliche Erleichterung.

Du bist genug

Mit Mitte zwanzig trug ich in mir das permanente Gefühl, nicht genug zu sein. Ich sah die Lösung darin, erfolgreich zu sein um die Scham über mein "nicht genügen" zu überdecken - mit Leistungen, die mich etwas Wert machen sollten. Ohne mein Cello glaubte ich ein Nichts zu sein. In mir war der Wunsch, dazu zu gehören, in Beziehung mit Menschen zu sein. Ohne etwas besonderes zu leisten, meinte ich keine Existenzberechtigung zu haben.
Wie viele Menschen hatte ich noch nicht gelernt, mich bedingungslos gern zu haben.

Brene Brown, die amerikanische Autorin und Wissenschaftlerin (brenebrown.com), hat in ihrer Forschung herausgefunden, das die Scham darüber, nicht genug zu sein, vor allem in einem Umfeld von erbarmungsloser Selbstkritik gedeiht, und aufgrund des Schweigens über die eigene Angst, die flüstert: "Wenn die Anderen wüssten, wie ich tief im Inneren wirklich bin, würden sie mich verachten."

Mit der Diagnose Schizophrenie bekam meine Scham eine neue Dimension. Ich war offensichtlich nicht "normal". Meine Wahrnehmungen waren ver-rückt. Ich war ein "kaputter" Mensch. Und ich konnte diese Tatsache nicht wie meine anderen Selbstzweifel geheim halten. Alle meine Freund*innen und Kolleg*innen wussten davon.
Aus diesem Grund konnte ich lange keine Hilfe annehmen. Ich sprach mit niemanden über die Scham und die Schuldgefühle. Meine Stimmen verboten mir während des akuten Wahns, zu sprechen. Mein Unterbewusstsein war voller Panik, irgendjemand könnte hinter meine Fassade schauen und sehen, wie erbärmlich ich wirklich war.

Noch lange trug ich die Scham mit mir herum.

Was mir half aus diesem Albtraum zu erwachen, war mein Mut, mich trotz aller Angst zu zeigen, und die wiederholte Erfahrung, trotz meiner Verletzlichkeit geliebt zu werden. Menschen schreckten nicht zurück, wenn ich mich öffnete und einen Blick auf mein Inneres zuließ. Meine Therapeutin lächelte mich nach meinen Geständnissen weiterhin freundlich an, meine Partnerin liebte mich, obwohl sie mein Inneres kannte.

Auch das Schreiben und Sprechen über mein Leben mit Schizophrenie hilft mir sehr. Ich mache wieder und wieder die Erfahrung, dass ich geschätzt und geliebt werde, mit und trotz der Diagnose, die für meinen Alltag immer mehr zur Fußnote wird.

Heute erfahre ich meinen Wert nicht mehr über das, was ich leiste. Es gab Zeiten, in denen ich buchstäblich nichts beizutragen schien. Und trotzdem war ich genug. Wie ein Baum, der einfach da steht, war auch ich einfach da. Das genügte.

Ich habe verstanden, dass ich nicht allein bin mit meiner Scham. Mit der Angst, zu faul, zu laut, zu fordernd, zu bedürftig zu sein. Wenn ich Andere in mein Inneres schauen lasse, höre ich immer wieder die unendlich erleichternden Worte: “Das kenne ich, das geht mir auch so.”

Und damit wird der Scham der Nährboden entzogen. Ich kann mich jetzt bedingungslos gern haben. Und wenn ich heute Cello spiele, tue ich das aus Freude, und aus dem Wunsch heraus, mich auszudrücken.

Sinnhaftigkeit

Wenn ich darüber nachdenke, was mich gerettet hat, ist es in erster Linie die feste Überzeugung, das die schwierigen Situationen denen ich gegenüberstand dazu da waren, mich wachsen und lernen zu lassen.
Ich empfinde mein Leben als eine Entwicklungsphase, deren Sinn darin liegt, zu lernen und, Schritt für Schritt, weiser und liebevoller zu werden.

Wenn mich eine Partnerin verlässt, ich schwer krank bin oder all meinen Besitz verliere (wie einmal, als mein komplettes Zimmer abbrannte), besteht die Gefahr, dass ich denken könnte: Das Leben ist gegen mich. Immer wieder passieren mir schreckliche Dinge. Ich gebe auf, es ist zu ungerecht. Und es gibt immer wieder Dinge, die so furchtbar und unerklärlich sind, dass wir es kaum ertragen können: Kinder mit unheilbaren Krebserkrankungen, Kriege und Naturkatastrophen.

Es hilft mir ungemein, im Angesicht dieses Schreckens, die Haltung zu finden, dass das Leben, im Schönen wie im Schrecklichen, immer für mich arbeitet. Eine jüdische Pianistin, die ich in einem Film sah, hatte ein Konzentrationslager überlebt. Sie lehnte nach ihren Erfahrungen Hass und Aggression ab und war voller Lebenslust. Mit über hundert Jahren übte sie weiter täglich Klavier und ihre vielen Freund*innen liebten ihre positive lebensfrohe Art.

So wie sie möchte ich mein Leben nutzen. Ich glaube fest daran: An Krisen zu wachsen ist meine Aufgabe. Und die Belohnung liegt in dem Frieden und der Ruhe die ich gewinnen kann wenn ich die Dinge so sein und passieren lasse so wie sie nun einmal sind.

Wenn ich über meine spirituelle Reise spreche, dann weil sie mich in meiner Überzeugung gestärkt hat und mir immer wieder vor Augen führt, das ich nicht gegen das, was das Leben mir präsentiert, ankämpfen kann. Ich kann natürlich versuchen, meine Situation zu verbessern, aber sicher vor schlimmen Ereignissen bin ich nie. Ich möchte noch in der schwärzesten Situation das Licht am Ende des Tunnels finden. So wie damals in der geschlossenen Station, als ich auf einem Tischchen saß, unter meinen Stimmen litt und nur kurz aufatmen konnte, wenn irgendeiner der vorbeilaufenden Menschen mich kurz anlächelte. Dann wusste ich: Ich bin nicht verloren, es gibt auch hier Menschlichkeit

Als eine, die tief gefallen ist und viel Elend gesehen hat, bin ich über die Jahre eine Andere geworden. Meine für mich höllischen Erfahrungen sind eben auch der Grund für mein heutiges Glück. Wenn mir heute etwas Schlimmes passiert, breche ich nicht, ich beuge mich wie ein Grashalm und bin in der Lage, mich nach der Verletzung wieder aufzurichten. Das empfinde ich als großes Geschenk. Und darin sehe ich die Sinnhaftigkeit meines Leidens.

Teil Drei:

Interview Frau Fuchs

Gespräch mit meiner ehemaligen Psychotherapeutin Frau Fuchs am 15.06.2015

Frage: Können Sie beschreiben in welchem psychischen Zustand ich 2000 zu Ihnen gekommen bin und wie damals unsere Therapie aussah?

Fuchs: Das ist sehr lange her. Ich erinnere jedoch, dass Sie in den ersten Stunden beschrieben haben, wie schlecht es ihnen geht. Sie konnten das differenziert darstellen. Die Klarheit in der Beschreibung Ihres Zustandes und Ihre Reaktionen auf erste Interventionen ließen in mir das Gefühl und den Gedanken entstehen, dass ich mit Ihnen arbeiten kann. Ich war empathisch neugierig auf den gemeinsamen Weg, aber gleichzeitig auch unsicher, wie sich der Weg zeigen und entwickeln würde.

Ich habe geschaut: Wo stehen Sie? Ich tastete ab, wie stabil Ihr Umfeld ist und Ihr Bezug zur Vergangenheit, zu Ihrem Gewordensein. Therapie ist so gesehen ein Forschungsprozess im Rahmen der Richtung TP (Tiefenpsychologische fundierte Therapie).

Mein Augenmerk war anfangs nicht so sehr auf die Vergangenheit gerichtet, sondern es ging eher darum Sie zu stabilisieren. Um das zu erreichen, war es wichtig zu erfahren, wie Sie sich selbst wahrnehmen, welchen Bezug Sie zu Ihren Symptomen und damit zur Krankheit hatten. Gab es einen eigenen Blick in die Zukunft? Im Grunde zeigte er sich in Ihrem Handeln/Verhalten. Diesen Blick zu erfassen und zu erkunden, habe ich angeregt und mich und Sie gefragt, ob es für diesen Blick neben dem fortwährenden mal fassbaren, mal unfassbaren Gedankenstrom einen "Resonanzraum" gab, der sich erweitern und öffnen ließe. Zunächst wollten Sie von dem, was als Gegenwart und mögliche Zukunft sich zeigte, nicht viel wissen. Sie wollten mit mir anklagend in die Vergangenheit und zu ihren Eltern. Sie wollten direkt in ihre traumatischen Beziehungen. Es war ein Sog.

Diesem Sog aber wollte ich nicht folgen. Ich glaube, mir war klar, dass Sie erst mehr Stabilität brauchten. Mir schwebte damals vor, eine Balance herzustellen zwischen Vergangenheit und Zukunft. Das war schwierig, hatte aber als gedankliche Folie durchaus Potential. Ich glaube, ich konnte Ihnen das nur schwer vermitteln, weil ich das Wissen zu neurobiologischen Prozessen und wie diese sich für die psychotherapeutische Arbeit gerade im Falle Ihrer Diagnose nutzen lässt, noch nicht so klar durchdrungen hatte.

So bin ich anfangs vorsichtig mit Ihnen und Ihren Bedürfnissen gegangen und habe nach einem Weg gesucht, der zum einen Ihrem Sog in die Vergangenheit ein wenig nachgab, aber gleichzeitig auch eine erste Stabilisierung, eine Anbindung ins Hier und Jetzt möglich machte. Ich konnte Sie mit der Formulierung erreichen, dass Sie gesunde Anteile haben, die immer da, aber manchmal nicht spürbar sind. Sie öffneten sich dem Gedanken, der Möglichkeit, gesunde Anteile zu denken und irgendwann auch zu spüren. Ich habe also versucht, Ihre gesunden Anteile anzusprechen und mit Ihnen heraus zu finden, was diese wohl möchten. So etablierte sich sehr langsam Ihr Blick auf sich selbst mit diesem Teil, der gesund ist. Wir haben immer wieder, auch wenn es Ihnen nicht gut ging, imaginativ diesem Teil einen Ort in Ihnen gegeben. Und Sie haben einen Widerschein in der Dunkelheit gefunden. Wir haben parallel auch den kranken Teil gewürdigt, es ging ja nicht darum ihn zu verdrängen. Es ging darum, dass Sie lernten zwischen beiden zu pendeln. Sie haben in diesem Prozess erfahren, dass es immer beide Teile gab, auch wenn es Ihnen oft schwer fiel, sie beide wahrzunehmen, zu spüren. Der Raum der Kognition / Reflexion und der Raum des Fühlens und als dritter der Raum des Spürens, sie hatten oft keine Verbindung. Wir haben an diesen Verbindungen gearbeitet.

Ich: Deswegen verdanke ich Ihnen so viel. Das hätte zu der Zeit wahrscheinlich nicht jede Psychologin gemacht.

Fuchs: Ich habe so gearbeitet, weil ich in der Beschäftigung mit der Literatur zu Psychose, aber auch in der Beschäftigung mit Ihrer Geschichte entdeckte, wie unterschiedlich der Umgang mit der Symptomatik und wie unterschiedlich die Theorien waren. Mich interessierten die unterschiedlichen Wege mit Psychose umzugehen. Ich entdeckte Literatur, die mich darin bestärkte, mit Ihnen zusammen mehr den gesunden Anteil zu fokussieren. Unser Ziel: den gesunden Anteil so zu stärken, dass der kranke Anteil von dem gesunden bestimmt wird und nicht umgekehrt. Das, was ich von Volkmar Aderhold las und in Vorträgen hörte, bestärkte mich in meinem Blick auf Sie. Auch die Erfahrungen der Psychotherapeutin Arnhild Lauveng in ihrem Buch: "Und morgen bin ich ein Löwe" (2008 btb Verlag), vermehrten in mir jene Hoffnung zu einem anderen Umgang mit der Krankheit. Die gemeinsame Suche nach Ihrem spezifischen Weg.

Ich: Gute Beschreibung! Der kranke Anteil ist ja nicht verschwunden, in diesem Sinne bin ich ja nicht geheilt worden, aber der gesunde Anteil ist jetzt so stark, dass er mich verlässlich durch alle Krisen trägt.

Fuchs: Es gibt sehr unterschiedliche Verläufe. Ich habe Patienten, die nach drei, vier Jahren Therapie ohne Medikamente auskommen. Patienten, die zwar immer wieder depressive Einbrüche haben oder sich fragil fühlen, aber keine Medikation mehr brauchen. Diese beschreiben, dass die Tür zur Psychose jetzt zu sei. Ich habe sicherlich am Anfang gehofft und sicherlich Ihnen auch vermittelt, dass Sie irgendwann medikamentenfrei sein könnten ... aber das war nicht das Ziel, es war vielmehr eine mögliche Entwicklung, der ich aber – so möchte ich es beschreiben - in mir viel Raum gegeben habe. Ich habe als ein Behandlungsprinzip in mir mögliche Entwicklungen containt, ohne sie zunächst in den Sprachraum zu bringen.
Es hat ja auch mal einen Versuch gegeben Ihre Medikamente abzusetzen. Dies ging von ihrem Psychiater aus. Es war in meiner Sommerpause. Sie waren zwar sehr stabil, trotzdem hatten Sie einen schweren Einbruch. Die Reduktion der Medikamente war

m.E. zu schnell und die Desorientierungen, die in einem solchen Prozess meist auftreten, konnten nicht bearbeitet werden. Aber vielleicht hätte es Ihren Einbruch damals auch gegeben, wenn ich da gewesen wäre, man weiß es nicht. Längere Abwesenheit meinerseits wirkte sich in den ersten Jahren der Therapie oft destabilisierend aus. Mit Fortschreiten der Therapie waren die "Einbrüche" nicht mehr so heftig und es gelang Ihnen zunehmend, sich selbst zu stabilisieren.

Ich: Ich bin jetzt aktuell im Jahr zwei der Medikamentenreduzierung. Ich habe mit einer befreundeten Ärztin zusammen begonnen zu reduzieren. Und ich bin zwar etwas fragiler, aber da ich nicht mehr non stop funktionieren muss, stört mich das nicht. Ich bin schon dünnhäutiger mit weniger Medikamenten, aber es ist auch angenehmer

Fuchs: Meine Erfahrung ist: Das Absetzen muss langsam sein, sehr, sehr langsam, so dass der Körper Zeit bekommt, sich an das "Ohne" zu gewöhnen. Die Gefühle werden heftiger erfahren und müssen im therapeutischen Prozess "containt" werden. Sie müssen sozusagen lernen, sich selbst auszuhalten.

Ich: Mein Eindruck ist, dass Sie sich immer sehr weit aus dem Fenster gelehnt haben, was die allgemeinen Theorien zu Psychose angeht... Die früher gängige Psychoedukation haben sie ja, Gott sei Dank, gelassen!

Es gab ja Ärzte, die sagten, dass man als Betroffene nur lernen müsse, wie man die schlechten Phasen organisiert, dass man sich an sein Krankenhaus anbindet ... Sie haben ja ganz schnell auch die Frage gestellt, ob das Leiden etwas ist, was ich brauche und will. Ob ich das für meinen Krankheitsgewinn brauche ...

Fuchs: Ja, wir haben zu einem frühen Zeitpunkt in der gemeinsamen Arbeit, wobei früh, glaube ich, relativ ist, wenn man den Zeitraum des therapeutischen Prozesses von zehn Jahren betrachtet, angefangen auch über Krankheitsgewinn zu sprechen. Wir haben untersucht, was bedeutet die Krankheit, wenn man sie als Symptomatik sieht oder wie Aderhold es mal in einem

Vortrag formuliert hat: Psychose als Reaktion auf ungelöste Lebensprobleme. Da war es wichtig, Ihre Lebensgeschichte zu betrachten, daran zu arbeiten und den genetischen Anteil zwar in Betracht zu ziehen, aber in ihm nicht das einzig bestimmende Element zu sehen. Sie sind darauf gekommen, dass Sie in der Krankheit die Verantwortung für sich aufgeben. Dann waren Sie sehr schnell dabei zu sagen: die anderen, z.B. meine Eltern, sind schuld, und: Ich kann nicht anders.

Ich: Verantwortung zu übernehmen. Das musste ich erst lernen. Da musste ich ja ganz zu Beginn der Therapie einen Entschuldigungsbrief an meine Eltern schreiben, die auf meinen Krankenhauskosten sitzen geblieben waren. Wissen sie das noch?

Fuchs: Musste? Ich lass das mal so verkürzt stehen. Ja, damals ging es um ihre Krankenversicherung. Sie hatten zum Zeitpunkt ihres Suizidversuchs noch keine eigene Versicherung abgeschlossen. Es ging in diesem Brief an Eltern, der ja nicht real abgeschickt werden sollte, darum, sich einen anderen Blick als Ihren eigenen vorstellen zu können. Es war ein Experiment, zu erkunden, was passiert, wenn Sie Ihren Blick verrücken.

In der Tiefe ging es um Schuldzuweisungen und ihr Gefühl: Ich bin das Opfer. Das haben wir in unserer Arbeit thematisiert. In sich beide Seiten zu erforschen: Opfer und Täter zu sein.

Langfristig ging es in diesem Prozess um die Differenzierung von damals und heute: Im Sinne der Entstehung der Gefühle damals und dem Erinnern heute. Das Schlimme, das Sie erlebt haben, brauchte Raum, musste anerkannt und gewürdigt werden. Mit der Zeit gelang es Ihnen, auch wenn die Gefühle noch so heutig waren, sie auch als etwas Erinnertes zu begreifen. Und mit der Zeit gelang es auch, Ihre "heutige" Situation von der erinnerten zu entkoppeln: Als kleines Kind waren Sie ausgeliefert, dadurch ist in Ihnen eine Struktur entstanden, die Ihr Erleben im Heute prägt. So lange Sie in dieser Struktur steckten, mit ihr identifiziert waren, bekam das Erleben die Qualität des Ausgeliefertseins, obwohl Sie sich inzwischen sehr gut wehren konnten und nicht mehr ausgeliefert waren. Diese Differenz zu zulassen wurde mit der Zeit möglich. Das gab Ihnen die Möglichkeit der Kontrolle, aber auch der Entscheidung zurück.

Sie konnten mit mir erkunden, wie können Sie mit ihrem erwachsenen Anteil umgehen. Sie konnten erkunden, was in Ihnen passiert, wenn es zwischen erwachsenem und kindlichem Teil eine spürbare Differenz gibt. Die deutliche Unterscheidung Ihrer Anteile machte dann Ihre auch mit starken Gefühlen verbundene Aussage möglich: "Das ist mein kindlicher Anteil, der gerne keine Verantwortung übernehmen möchte." Es war eine Mentalisierung dessen, was in Ihnen vorging, die dann die eben erwähnte Kontrolle und Entscheidungsfähigkeit als Potential enthielt.

Ich: Das war also die erste Therapiephase, das nochmal Zurückgehen zu den Eltern, wie war ich denn da, können Sie das beschreiben?"

Fuchs: Das bisher Beschriebene war schon mehr als die erste Therapiephase.

Ich versuche mal bezogen auf diesen Teil der Therapie auf Ihre Frage etwas näher einzugehen.

Sie haben sehr lange versucht, alles, was ihre Gefühle betraf, zu vermeiden. Die Gefühle waren zu gefährlich. Eine längere Zeit vermieden Sie wirklichen Kontakt. Blickkontakt z.B. aufzunehmen, auch das war gefährlich. Sie haben die Heizungsverkleidung neben mir angeschaut, weil für Sie alles andere zu bedrohlich war. So konnten Sie es später formulieren.

Ich habe diese Vermeidung vorsichtig immer mal wieder thematisiert, um zu sehen, was ist möglich, was ist nicht möglich. Es war wichtig, das auch erst mal so zu lassen, aber Sie auch zu ermutigen, zu experimentieren. Mal einen Blick in den weiteren Raum zu werfen und auch mich und sich darin wahrzunehmen für einen kurzen Augenblick. Dabei ging es um Orientierung, die langsam darauf zielte, dass Ihr Da-sein im Therapieraum sich unterscheidet von dem Sein des Kindes mit seinen Eltern.

Ich: Aber ich war ja noch recht lange identifiziert mit dem Kinderteil, erinnere ich mich, der war noch recht stark.

Fuchs: Sie waren immer beides, Kind und Erwachsene. Natürlich schob sich dieser Kinderteil besonders hier im Therapieraum, in dem ich als Erwachsene Ihnen gegenübersaß, in den Vordergrund. Sie wollten längere Zeit die Verantwortung abgeben, sie wollten die Mutter aus mir machen, die Sie nie gehabt haben. Diesen Wunsch haben Sie dann irgendwann auch wirklich äußern können. In einer begrenzten Übertragung ist das Teil des therapeutischen Prozesses, den ich transparent gemacht habe. Denn da war ja auch immer der Teil anwesend, mit dem Sie ihr Leben gemeistert haben. Die Erwachsene war immer da, das habe ich Ihnen wieder und wieder gespiegelt, auch wenn Sie diesen Anteil anfangs nicht wollten. Sie haben gearbeitet und dann noch eine Ausbildung gemacht. Mit der Zeit konnten Sie diesen erwachsenen Anteil mehr würdigen. Mit den Anteilen waren unterschiedliche Erregungszustände verbunden, die Sie spüren und fühlen konnten.

Gehen wir nochmal zurück zu Ihrer Frage nach der Therapie. Sie haben im Therapieverlauf Ihre Lebensthemen erforscht wie auf einer Spirale, immer aufs neue, immer wieder die gleichen Geschichten, aber immer auf einer etwas anderen Ebene. So haben Sie sich immer neue Schichten Ihres Seins erobert.

Sie haben ihre Lebensthemen gegründet in ihrer ganz frühen Geschichte: Da spielte die Ungewolltheit der Schwangerschaft, die Ablehnung Ihres Daseins durch die Mutter auf Grund ihrer Moralvorstellungen eine entscheidende Rolle. Aber: Ihre Eltern haben Sie nicht abgetrieben. Es gab also zwei Seiten: Einmal haben die Eltern Sie abgelehnt und nicht willkommen geheißen, weil sie mit ihrer Empfängnis ein Tabu übertreten hatten, und andernteils haben Ihre Eltern aber auch Ihnen und Ihrem Leben eine Chance gegeben. Es war beides da. Die Zerrissenheit ist in Ihnen geblieben. Die hat sie begleitet. Diese Ambivalenz, das Gegeneinander ist im Prozess der Therapie mehr und mehr zu einer "Und-Beziehung" geworden: Sie sind abgelehnt worden und Ihnen wurde das Leben geschenkt. Beides zu sehen und in sich zu spüren und in einen Ausgleich zu bringen, das ist Ihnen irgendwann gelungen.

Ich: Was bedeutet in diesem Zusammenhang die Spirale?

Fuchs: Sie sind in diesem langen therapeutischen Prozess immer wieder an die gleichen Themen gekommen. Sie haben im Zusammenhang mit diesen Themen immer wieder innerliche Krisen erlebt. Die haben Sie mit Fortschreiten der Therapie immer besser bewältigen können, erst ohne Krankenhaus, später ohne Krisenpension und jetzt ohne mich. Sie meistern Ihr Leben nun schon mehrere Jahre ohne psychotherapeutische Begleitung.

Ich: Das ist ein gutes Gefühl" (...lachen...) "Ich bin so happy. Das habe ich Ihnen alles zu verdanken, weil sie mir beigebracht haben wie man den inneren Erregungspegel wieder runterbekommt.

Fuchs: Ja, Sie sind zu mir gekommen, als ich mich besonders mit Trauma und verschiedenen Traumatherapien (u.a. EMDR, Somatic Experiencing/SE) auseinandergesetzt habe, u.a. in Hinblick auf Schiziophrenie und schizoaffektiven Störungen. In diesem Zusammenhang habe ich mich auch mit Neurobiologie beschäftigt und u.a. gelernt das Nervensystem einzubeziehen, Stress und die Notfallreaktionen des Körpers. Ich verband u.a. SE und den tiefenpsychologischen Ansatz. Hier haben wir dann zusammen die Frage entwickelt, was brauchen Sie? Was wollen Sie in sich entwickeln, damit Sie Ihre oft hohen Erregungszustände selbst regulieren können? Wir haben uns aber auch die Geschichte dieser Erregungszustände angeschaut. In dieser Zeit habe ich begonnen Ihnen verschiedene physiologische Vorgänge zu erklären, also eine gewisse Psychoedukation zu machen.

Ich: Wobei mir das Wort Psychoedukation nicht passt!

Fuchs: Doch! das ist an der Stelle ganz gut." (...Lachen...)

Ich Nein, Psychoedukation ist ein tumbes Lernsystem für ...

Fuchs: "Wir müssen dieses Wort vielleicht anders besetzen"

Ich: Wir nennen es Psychoedukation im besten Sinne.

Fuchs: Psychoedukation im besten Sinne heißt dann: Ich habe Ihnen u.a. physiologische Vorgänge erklärt. Ich habe versucht, Ihnen Ihren Zustand auch auf dieser Ebene immer wieder auch zu erklären und mit Ihnen zu besprechen, z. B. Stressreaktionen oder Verschiebungen der Wahrnehmung.

Sie haben dann ab und zu zwischen den Sitzungen angerufen und um einen kurzen Realitätscheck gebeten. Der hat Sie beruhigt. Ihre Wahrnehmung blieb dann nicht mehr in Ihrer Phantasie und den rotierenden Gedanken hängen.

Ich erreichte mit Erklärung und vorsichtigem Erforschen Ihrer körperlichen Reaktionen Ihre Neugier: Wie können Sie selbst eingreifen und Ihre Erregung regulieren? Sie haben festgestellt, dass sich damit auch Ihre Wahrnehmung stabilisierte. Das war mein Bestreben.

Diese Regulation z.B. von belastenden Gedanken, die an hohe Erregungszustände gekoppelt waren, war ein ganz wichtiger Teil der Therapie. Wir haben mit der Zeit herausgefunden, was Ihnen am meisten hilft, um psychotisches Erleben oder psychosenahes Erleben zu erkennen und gegensteuern zu können.

Wenn wir das betrachten, geht es um Introspektion und Projektion: Was passiert in mir und was projiziere ich nach außen, weil es in mir zu leidvoll ist. Sich selbst und seine Zustände beobachten zu können, bringt Distanz zu den inneren Vorgängen. Durch diese Distanz gelang es Ihnen "Spielräume" zu erobern, die es Ihnen ermöglichten, den sich wiederholenden belastenden Gedanken, Phantasien / Gedanken entgegenzusetzen, die Sie beruhigten. Und dadurch nahmen die Projektionen mehr und mehr ab.

Erregungszustände in sich zu identifizieren, d.h. mit der Zeit sie im Körper zu spüren, überhaupt den Körper fühlen zu lernen und sich darin wahrzunehmen, dauert und ist oft ein langer Prozess.

Ich: und als ich das gespürt habe, was war dann?

Fuchs: Wenn Sie die Erregung gespürt haben, waren damit oft unangenehme Gedanken und Bilder verbunden. Sie versuchten diese verständlicherweise zu vermeiden, weil diese unerträgliche Erregung ausgelöst bzw. Sie "getriggert" haben. Wir haben dann z.B. in unserer gemeinsamen Arbeit gefragt: Was wären jetzt hilfreiche Bilder oder Gedanken, die Sie beruhigen würden. Das ist gegründet in der Erkenntnis, "die unangenehmen Gedanken und Bilder sind Phantasien, es ist nichts, was jetzt geschieht". "Gegenbilder" sind zwar auch Phantasien, aber beruhigende. Also das eine sind Phantasien und das andere auch. Sie können wählen. Wir haben das im therapeutischen Prozess genutzt. So bekamen Sie etwas in die Hand, das Sie spürbar entlastete und Sie konnten dann den Boden unter Ihren Füßen als einen sicheren erleben.

Ich: Ich erinnere dass ich da zuerst immer Widerstände dagegen hatte.

Fuchs: Ja, eine lange Zeit gab es Widerstände. Wir sind dann in ganz kleinen Schritten vorangegangen. Ihr Widerstand war wichtig. Es war wichtig, die Kraft darin wahrzunehmen. Und ich habe immer wieder probiert einen Weg mit Ihnen zu finden, damit Sie diese wichtige Erfahrung der Kraft und die Möglichkeit der Regulation in sich entdecken konnten.

Ich habe Ihnen geholfen, eine Art inneren Beobachter zu entwickeln. Den zu installieren war schwierig, obwohl Sie ja auch in Ihrer Meditationspraxis nichts anderes machen und gemacht haben. Darauf habe ich mich innerlich bezogen, ohne es oft auszusprechen. Sie hatten ja eine buddhistische Lehrerin. Meditation kann manchmal psychotisches Erleben auslösen so wie bei

Ihnen. Erst nachdem Sie über den inneren Beobachter sicher verfügten, war auch die Meditationspraxis sicher.

In Ihrer spirituellen Praxis gab es einen Leistungsdruck. Sie verglichen sich mit Anderen und hatten Vorstellungen, wie Sie zu sein hätten. Das brachte Sie immer mal wieder in jene krankhaften Erregungszustände, in denen Sie sich verloren. Ich würde sagen, das war so etwas wie ein manischer Teil.

Ich: Ich glaube ja nicht an den manischen Teil - ich habe nicht den Eindruck, dass die Ausschläge der Kurve zwischen hoch und tief größer werden seit ich die Medikamente reduziert habe.

Fuchs: Das hat sich bei Ihnen ja auch sehr verändert.

Ich: Ich habe eigentlich nie das Gefühl gehabt wirklich manisch zu sein, das Euphorische habe ich immer gehabt und das finde ich auch nicht schlimm ...

Fuchs: Es ist doch auch nicht schlimm ...

Ich: Manisch ist schon schlimm, das sollte man nicht bleiben.

Fuchs: Ja, ich muss hier sicherlich nochmal differenzieren, sie hatten eher prä-manische Zustände (eine Art Prodromalphase), also Zustände ohne Verlust des Realitätsbezuges. Wir versuchen ja mit dem psychiatrischen Vokabular, Möglichkeiten der Verständigung zu finden. Aber wenn Sie die Geschichte der Psychiatrie und Psychologie angucken dann haben sich die Begriffe immer wieder differenziert und auch kontextuell bedingt verändert.

Ich: Also ich halte mich ja im Nachhinein für ganz klar schizophren.

Fuchs: Ja, man könnte das so beschreiben, als schizophren, aber Sie haben nie wirklich so ganz den Boden verloren. Und es gab ja auch etwas unterschiedliche Diagnosen der Kliniken. Ich würde mich jetzt nicht bei der Diagnose aufhalten wollen. Mein Vorgehen war bestimmt von Ihren eigenen Beschreibungen Ihres Zustandes und von meiner Beobachtung. Dabei habe ich mich bemüht, immer für Ihre Veränderungen und Entwicklungen offen zu sein.

Während unserer Zusammenarbeit waren die früheren Einbrüche zwar schlimm und es waren auch psychotische Schübe da, aber die waren immer so, dass Sie ansprechbar blieben.

Ich: Was noch interessant war, war die Berufsfindung. Da haben Sie ja ganz klar gesagt (wofür ich Ihnen ewig dankbar sein werde), "Sie sind total unterfordert mit diesen Pflegejobs", "trauen Sie sich mal" ... da habe ich mich leider nicht getraut Musiktherapeutin zu werden, sondern nur Ergotherapie zu lernen ...

Ich erinnere, dass ich während der Pflege- und Nachtwachenjobs dauernd müde war, und ich hatte wirklich nichts im Leben, worüber ich mich freuen konnte.

Fuchs: Ja, und gleichzeitig hat der Job Sie ernährt. Sie wollten unabhängig sein. Ich habe Sie kennengelernt mit Ihrer Geschichte als begabte Musikerin, die alle Zelte abgebrochen hatte. Ich habe anfangs gesagt: "Wenn Sie ihr Cello wieder anfassen, wenn Sie anfangen, zu diesem Musiker-Teil wieder ein gutes Verhältnis zu bekommen, dann sind Sie durch das Schlimmste durch!"

Und der zweite Punkt war damals: Wenn Sie in der Lage sind mit ihren Eltern, mit denen Sie ja damals den Kontakt abgebrochen hatten, wieder lockeren Kontakt aufzunehmen, dann sind Sie auf einem guten Weg. Wenn die inneren Konflikte und Traumata, die damit verbunden sind, bearbeitet sind, dann haben Sie eine gute Chance, wieder ein normales Leben zu führen.

Um nochmal auf das Bild von der Spirale zurück zu kommen. Die Themen kommen immer wieder an die Oberfläche, aber sie kommen auf einem anderen Niveau wieder, auf einer anderen Ebene.

Ich: Das hat meine buddhistische Lehrerin auch gesagt.

Fuchs: Sie entwickeln sich weiter, aber Ihre Lebensthemen bleiben. Sie bekommen ja keine neue Kindheit, Sie erhalten keine neue Geschichte, sondern Sie entwickeln einen sich immer wieder verändernden Blick auf sich. Sie sind jetzt in der Lage diese Veränderungen zu leben, Sie sind nicht mehr in Ihren inneren Reaktionen auf das Damals fixiert.

Ich: Ich habe das Gefühl gehabt, dass ich bei Ihnen sozusagen nochmal eine Kindheit haben konnte, in diesem Setting, dass ich sozusagen inklusive einer zweiten Pubertät alles noch einmal wiederholt habe, bis der Punkt kam, wo es Zeit war auszuziehen. Kann man das so beschreiben?

Fuchs: Ja. Und ich glaube, das Wichtigste ist Ihr inneres Erleben. Wie Sie sich, was Sie ja auch in ihren Tagebüchern immer wieder getan haben, wahrgenommen und reflektiert haben. Dieser Bezug zu sich selbst in seiner Wandlung war ein Kern der therapeutischen Arbeit. Das noch nicht reflektierte Erleben mentaler Zustände konnte sich langsam transformieren in Verstehen, in dem Spüren und Fühlen und Reflektieren in Verbindung treten.

Ich: Die Einträge sind etwas bruchstückhaft und man kann das kaum ertragen. Das zu lesen ist wirklich nicht schön.

Fuchs: Es war über Phasen wirklich schwierig. Und oft haben wir sozusagen dann noch "eine Runde auf dem Karussell gedreht". Aber mit jeder Runde hat sich etwas verändert. Und Sie haben gemerkt: Nichts bleibt immer gleich. Sobald Sie mit diesem inneren Wissen verbunden waren, konnten Sie schwierigen Phasen anders begegnen. Das Vertrauen ist in Ihnen gewachsen: Wenn es mir heute schlecht geht, kann es mir morgen aber schon wieder besser gehen.

Ich: Und Sie haben immer gesagt, es wird Ihnen besser gehen. Und ich habe Ihnen das geglaubt. Ich habe sie immer ganz kindlich gefragt: Wird es wieder gut werden? Und Sie haben gesagt, ja.

Fuchs: Das stimmt, da brauchten Sie immer wieder eine Rückversicherung. Wenn es einem schlecht geht, braucht man diese manchmal. Ich war sozusagen Ihr Gedächtnis. Ich wusste noch vom Gutgehen.

Ich: Zu meiner früheren Arbeit im Altenheim. Wie sind Sie dazu gekommen zu sagen, ich müsse da raus?

Fuchs: Sie haben oft einen guten Umgang und Zugang zu Menschen, was in der Arbeit zum Tragen kam, wie dann später in Ihrer Arbeit mit Jugendlichen, aber ich hatte das Gefühl, diese Arbeit war nicht stimmig für Sie. Sie hatten keine intellektuelle Herausforderung, die Ihnen Freude machte.

Das, was Sie durch Ihr Studium und mit der Musik für sich hatten, im Sinne von Herausforderung und Erfüllung, war auf einmal weggebrochen. Sie haben ja den Alten nicht mit Ihrem Cello etwas vorgespielt, sondern Sie haben eine andere auch wichtige Arbeit gemacht, aber dieser Teil lag brach.

Sie haben Hilfsdienste gemacht und waren unterfordert, weil Ihre kommunikative Seite nicht gefordert war.

Ich hatte das Gefühl, Sie brauchen, um Ihr Leben zu stabilisieren, etwas anderes. Sie haben eine Zeitlang nur noch Nachtdienste gemacht und das war für ihre Krankheit nicht gut, sondern eher destabilisierend. Wichtig um den gesunden Teil in Ihnen mehr zu stützen, ist ja, dass Sie nachts schlafen, also einen guten Tag-Nacht–Rhythmus haben.

Deswegen habe ich angeregt, einen mehr erfüllenden Beruf zu suchen. Sie haben dann Erkundigungen eingezogen, was in Ihrer Situation als Umschulung finanziert wird. Es ging ja leider keine Form von Studium. Sie mussten also eine Ausbildung wählen. Und da sind Sie auf Ergotherapie gekommen. Ich hatte gedacht, Musiktherapie wäre das Naheliegende.

Ich: Ich hatte Angst, das weiß ich noch. Ich dachte: Ich kann nicht gut genug Klavier spielen als Zweitinstrument. Aber ich weiß noch, wie stolz ich war, dass Sie mir das zugetraut haben.

Fuchs: Es gab ja den Anteil von Ihnen, der studiert hatte. Der war ja genauso wenig weg, wie der Kinderteil, der völlig überfordert und der auch Gewalt ausgesetzt gewesen war. Alle Anteile, die gesunden, wie auch die eher krankmachenden sind ja Teil von Ihnen. Es ging im therapeutischen Prozess darum, dass Sie zu den gesunden Teilen wieder mehr Zugang finden, das, was brach lag, wieder zu öffnen, den gesunden Anteil bejahen zu können. Das war ein Teil Ihrer Berufsfindung. Ich war wirklich beeindruckt, wie Sie trotz Krisen und zeitweise hoch dosierter Medikamente die Ausbildung durchgestanden und bestanden haben.

Ich: Ich muss nach außen einen relativ guten Eindruck gemacht haben, aber meine Güte, war das unschön. Ich lese in meinen Tagebüchern immer wieder: Ich bin erschöpft, mein Zimmer ist staubig ... und dann reiße ich mich aber immer zusammen und spüle den ersten Teller ab, sauge, setzte mich an den Schreibtisch ...

Fuchs: Ja, auf der einen Seite waren sie überfordert und erschöpft, und andernteils war es wichtig, dass Sie sich diesem Prozess gestellt haben, weil es der Weg war, den Boden zu spüren und den Alltag zu bewältigen.

Wenn es Ihnen schlecht ging, habe ich manchmal gesagt: Sie können vielleicht trotzdem Teller abwaschen, Sie können Teller abwaschen, wenn es Ihnen gut geht, Sie können Teller abwaschen, wenn es Ihnen schlecht geht. Probieren Sie es aus.

Ich: Ich finde es gut, dass Sie das gesagt haben. Die Überforderung war wichtig - dass ich mich dem Stress gestellt habe. So etwas wie "Muskeln" zu entwickeln in dem Bereich.

Fuchs: Das ist ein gutes Bild. Sie waren ja nicht damit überfordert Teller abzuwaschen, sondern Ihnen fehlte der Antrieb. Es ging Ihnen schlecht, ob Sie Teller abgewaschen haben oder nicht. Aber wenn Sie aktiv waren, hatten Sie nachher ein besseres Gefühl.

Ich: Erinnern Sie sich vielleicht an eine oder zwei Therapiesitzungen, an deren Beispiel man unsere Arbeit demonstrieren kann?

Fuchs: Ich erinnere: 2007 hatten Sie eine Gallenoperation. Da sind Sie fünf Tage nach der OP bei mir gewesen. Sie haben dann erzählt, Sie hätten zu der Ärztin in der Notaufnahme gesagt, keiner habe sie ernst genommen. Danach hatten Sie ein schlechtes Gewissen.

Ich: Ich bin zu meiner Hausärztin gegangen wegen starker Bauchschmerzen, und sie hat mehrfach zu mir gesagt, gehen sie zum Psychologen, das ist psychosomatisch. Und dann bin ich nach einer weiteren Kolik einfach in die nächste Notaufnahme gelaufen. Und die haben mich sofort operiert. Die Ärztin in der Notaufnahme war sehr verständnisvoll und hat gesagt, warum hat denn die Kollegin nichts gemacht? Und da habe ich ihr meine Geschichte erzählt. Ich hatte wohl ein schlechtes Gewissen, weil ich dieser netten Ärztin, die da Nachtdienst hatte, erzählt habe, dass die Hausärztin in meinen Augen so unmöglich war.

Fuchs: "Ja genau. Und Sie haben dann mit mir zusammen später diese Realität überprüft. Ob Sie angemessen gehandelt haben.

Ich: Und zu welchem Ergebnis sind wir gekommen?

Fuchs: Dass Ihre Empörung über die Hausärztin angemessen war. Wir haben in den folgenden Sitzungen gearbeitet, dass die Ignoranz der Ärztin vielleicht mit Ihrer Krankheitsgeschichte zu tun hat, vielleicht aber auch nicht. Im weiteren Verlauf kamen wir auf das Thema: Wie kann es gelingen, dass Sie nicht alle Reaktionen von Menschen, mit denen Sie in Kontakt treten, auf sich beziehen? Wie können Sie lernen, nicht alles persönlich zu nehmen? Zu lernen, dass z.B. schlechte Laune von jemandem anderen nichts mit Ihnen zu tun hat, war ein wichtiger Schritt. Mit der Zeit gelang es Ihnen, Gefühle von anderen als deren Gefühle wahrzunehmen, die nicht unbedingt etwas mit Ihnen zu tun haben. Das hat Sie sehr erleichtert und den Stress aus Ihren Beziehungen genommen.

Im selben Jahr: Sie waren symptomfrei und stabil. Sie waren aktiv, haben neue Leute kennengelernt. Sie hatten eine Partnerin, Ihre Beziehung war gerade glücklich. Die Arbeit lief auch gut. Und dann kam ein Anruf von Ihrem amerikanischen Vater. Im Verlauf des Telefonats hat er Sie mit einem Drogendealer verglichen, aufgrund ihrer Homosexualität, und er wollte sie zu Jesus bekehren.

Sie spürten, wie sehr Sie das unter Druck gesetzt hat. Sie konnten sich von den aufkommenden Gefühlen schlecht distanzieren.

Und als Sie gemerkt haben, dass Sie sich nicht distanzieren können, dass Sie das Telefonat zu sehr angreift, haben Sie für eine Weile den Kontakt zu Ihrem Vater abgebrochen, um das Thema für sich zu klären. Es ist Ihnen in dem Prozess gelungen, sich von seiner Sicht und Lebensweise zu distanzieren und Ihre eigene Lebensweise wertzuschätzen, auch ohne seine Einwilligung.

In den Stunden danach haben wir noch gearbeitet daran: dass Ihre deutschen Eltern während Ihres Krankenhausaufenthaltes nach Ihrem Suizidversuch Ihre Wohnung aufgelöst hatten. Sie empfanden sich damals, als seien sie tot.

Ihre Eltern hatten ohne Ihre Einwilligung Sachen an Freund*innen von Ihnen verkauft und verschenkt.

Ich: Als ich gesagt habe, ich fühlte mich als sei ich tot, was war da Ihre Antwort? Wissen Sie noch, wie wir das gelöst haben?

Fuchs: Was wir danach bearbeitet haben war: Opfer sein, sich als Opfer fühlen in der Beziehung zu den Eltern. Wir haben daran gearbeitet, dass Sie sich als mehr getrennt erleben können von ihren Eltern und Stiefeltern, dass Sie nicht mehr abhängig sind davon, wie diese sich verhalten. Es ging um Ohnmacht und Ausgeliefertsein. Gefühle, die Ihr Leben von Anbeginn begleitet haben und in denen der vorgeburtliche Stress Ihrer Mutter auch eingelagert war. Das wahrzunehmen, aber auch von Ihrem Erleben zu entkoppeln, war ein wichtiger Schritt. Eingelagert war hier das schon erwähnte Thema: Opfer sein. Wir sind da insofern weitergekommen als Sie wenigstens für einen Moment das Gefühl entwickeln konnten: "Ich muss nicht mehr Opfer sein."

Und dann sind wir noch darauf gekommen, dass es auch eine gewisse Heilsamkeit von Beziehungen, die gut sind, gibt. Sie hatten ja neue Leute kennengelernt ... und gute Erfahrungen gemacht in diesen Beziehungen. Und das konnten Sie als ein stärkenden Gefühl in sich wahrnehmen.

Ich: Können Sie zum Abschluss nochmal ein Bild nennen, was verdeutlicht, wie Sie mich wahrgenommen haben als ich die Therapie beendet habe? Hatten Sie das Gefühl, so, jetzt geht die hier raus, aber sie ist noch gar nicht fertig?

Fuchs: Es gibt kein spontanes Bild, aber ein tiefes Vertrauen in Ihren Weg. Und wenn Sie sagen, es ist genug, dann ist es so. Wir konnten uns mit einem kleinen Ritual verabschieden.

Die Therapie begann im Januar 2000 und lief mit großen Unterbrechungen bis zum Herbst 2014. Zu diesem Zeitpunkt hatte ich das Bedürfnis, ohne Therapie mein Leben zu gestalten. Frau Fuchs unterstützte mich darin, bot aber an, ich könne jederzeit, wenn nochmal nötig, wieder mit ihr arbeiten. Wir sind weiterhin über Mails in Kontakt.

Was ich früher gern gewusst hätte

Wenn du oder ein Mitglied deiner Familie sich in einer Situation wie meiner wiederfindet, gibt es heute glücklicherweise mehr Möglichkeiten damit fertig zu werden.

Du kannst dich z.B. an den sozialpsychiatrischen Dienst deiner Stadt wenden. Hier bieten Sozialarbeiter*innen, Psycholog*innen und Ärzt*innen Beratung für Betroffene und ihre Angehörigen an. Sie machen auch Hausbesuche. Die Aufgabe des SPD ist die Vermittlung von ambulanten oder stationären Hilfen sowie sofortige Krisenintervention. Im besten Fall bleibt dir ein Klinikaufenthalt erspart und du kannst dir auf Wunsch Medikamente verschreiben lassen und deine Krise mit Begleitung in den eigenen vier Wänden durchstehen. Dieses Angebot findest du in ganz Deutschland.

Die Möglichkeit einer gesetzlichen Betreuung besteht auch. Hier übernimmt ein*e gesetzliche*r Betreuer*In Verantwortung für Teilbereiche deines Alltags. Zum Beispiel vertritt sie dich gegenüber Ämtern oder dem Vermieter. Ich persönlich habe mich allerdings immer gegen diese Variante entschieden, weil gesetzliche Betreuer*innen wenig Zeit für ihre Klient*innen zur Verfügung haben und sich manchmal nicht gut mit den Betroffenen absprechen. Außerdem wollte ich immer die Verantwortung für alle Entscheidungen selbst übernehmen.

Es gibt Krankenhäuser, die eine bessere Versorgung bieten als andere. Ich selbst habe gute Erfahrung mit anthroposophischen Einrichtungen gemacht. Hier ist das Therapieangebot vielfältiger und die MitarbeiterInnen vertreten ein ganzheitliches, wenn auch manchmal etwas seltsam wirkendes Menschenbild. Der Aufenthalt kann dort weniger traumatisch sein als in staatlichen Krankenhäusern. Anthroposophische Kliniken gibt es in Berlin, Witten, Freiburg und an weiteren Orten.

In Berlin gibt es eine sogenannte Krisenpension (KP). Das ist eine Einrichtung in der du als Betroffene*r deine Krise ohne Krankenhausaufenthalt bewältigen kannst. Die KP ist wie eine Privatwohnung gestaltet und man kann dort einige Tage oder Wochen wohnen. Rund um die Uhr sind Psycholog*innen und andere Mitarbeiter*innen, unter anderem auch Betroffene, anwesend und stehen für Gespräche zur Verfügung.

Du findest in Berlin auch eine antipsychiatrische Einrichtung: das Weglaufhaus. Hier wird ohne Medikamente gearbeitet und die Betreuung erfolgt durch Betroffene und Menschen, die trotz medizinischer oder sozialarbeiterischer Ausbildung dem Gesundheitssystem kritisch gegenüber stehen und sich mehr Selbstbestimmung für die Betroffenen wünschen.

Wenn ein Familienmitglied von dir erkrankt, und du nicht sicher bist wie du dich verhalten sollst, wende dich am besten auch an den sozialpsychiatrischen Dienst. Entscheide auf jeden Fall mit der erkrankten Person gemeinsam was jetzt passieren soll. Dein*e Angehörige*r wird dir später dankbar sein. Eine Zwangseinweisung von Betroffenen ist nur in Ausnahmefällen sinnvoll und nötig. Nämlich dann, wenn du konkret Angst um das Leben der erkrankten Person haben musst oder diese jemanden ernsthaft bedroht.

Krankenhausalternativen

Alternativen zum normalen psychiatrischen Krankenhaus:

Krisenpension Berlin

http://www.pinel-netzwerk.de/kontakt/

Krisenpension Hamburg

http://www.freundeskreis-ochsenzoll.de

Weglaufhaus Berlin

http://www.weglaufhaus.de

Soteria Berlin

http://www.alexianer-berlin-hedwigkliniken.de

Weitere Soteria Adressen

http://www.soteria-netzwerk.de

Soteria in der Schweiz:

https://www.igsbern.ch/de/soteria

Anthroposophische Kliniken (international)

http://www.anthro-kliniken.de/deutschland.html

Selbsthilfe:

EA

https://www.ea-selbsthilfe.net (international)

Beschwerdestellen deutschlandweit bei Problemen und Gewalt in der Psychiatrie

http://www.beschwerde-psychiatrie.de

Notdienste

Telefonische Notdienste und Beratungen. Kostenlos.

Berliner Krisendienst

https://www.berliner-krisendienst.de

Krisendienst Schleswig/Flensburg

https://www.schleswig-flensburg.de/Leben-Soziales/Gesundheit/Krisendienst

Krisendienst Bayern

www.krisendienst-psychiatrie.de

Mecklenburg Vorpommern

Seelsorgerische und psychologische Beratungsstelle

Stampfmüllerstraße 41

18057 Rostock

+49 (0)381 277 57

Krisendienst Niedersachsen

Psychosozialer und psychiatrischer Krisendienst der Region Hannover

Podbielskistraße 168

30177 Hannover

+49 (0)511 300 33 470

NRW

Beratungsstelle für Suizidverhütung

Gesundheitsamt Mönchengladbach

Am Steinberg 55

41050 Mönchengladbach

+49 (0)2161 25 6617

Wendepunkt - Wuppertaler Krisendienst gGmbH

Hofaue 49

42103 Wuppertal

+49 (0)202 244 28 38

Saarland

Dienste für psychisch Kranke

Mainzer Straße 2

66424 Homburg

+49 (0)6841 99 30 090

Sozialpsychiatrische Beratungsstelle
Malstatter Straße 17
66117 Saarbrücken
+49 (0)681 506 5301
Telefonseelsorge (bundesweit)

www.telefonseelsorge.de

www.nightline-stiftung.de

Förderinitiative Nightlines Deutschland

deutsche Nightlines in Aachen, Bielefeld, Dresden, Freiburg, Hamburg ("Stems"), Heidelberg, Karlsruhe, Köln, Konstanz, München, Münster, Potsdam und Tübingen

schweizerische Nightline in Zürich

Bücher und Filme

Hilfreiche Bücher und Filme:

Morgen bin ich ein Löwe von Arnhild Lauveng

(https://www.amazon.de/Morgen-bin-ich-Löwe-Schizophrenie/dp/3442740878)

Auf der Spur des Morgensterns von Dorothea Sophie Buck Zerchin

(https://www.thalia.de/shop/home/rubrikartikel/ID6586590.html?)

Ich habe dir nie einen Rosengarten versprochen von Hanna Green

(https://www.amazon.de/Ich-hab-einen-Rosengarten-versprochen/dp/3499227762)

Stimmenreich - Mitteilungen über den Wahnsinn von Thomas Bock, J.E. Deranders und Ingeborg Esterer

(https://www.amazon.de/Stimmenreich-Mitteilungen-über-den-Wahnsinn/dp/3884141384)

Irren ist menschlich: Lehrbuch der Psychiatrie und Psychotherapie

Von Klaus Dörner, Ursula Blog und Christine Teller

(https://www.amazon.de/Irren-ist-menschlich-Psychiatrie-Psychotherapie/dp/3884144006von)

Bücher über schizophrene Künstler:

Vincent Van Gogh Briefe

https://www.thalia.de/shop/home/rubrikartikel/ID2964749.html?ProvID=11000522

Robert Schumann Briefe

https://www.amazon.de/bist-mir-unendlich-lieb-Briefwechsel/dp/3939540633/ref=sr_1_3?

Friedrich Hölderlin, gesammelte Werke

https://www.amazon.de/Gesammelte-Fischer-Klassik-Jürgen-Balmes/dp/3596900549/ref=sr_1_1?

Filme:

Das weiße Rauschen

https://www.youtube.com/watch?v=c4OfJ9BeQGg

Hello I am David

http://www.helloiamdavid.de

Doris Lessing über Schizophrenie

https://www.youtube.com/watch?v=yXstLfDV53Y

Vorträge

Hilfreiche Vorträge (TED Talks):

Eleanor Longden - Die Stimmen in meinem Kopf

https://www.ted.com/talks/eleanor_longden_the_voices_in_my_head?language=de

Elyn Saks - Die Geschichte meiner Geisteskrankheit

https://www.ted.com/talks/elyn_saks_seeing_mental_illness?language=de

Brene Brown - Auf die Scham hören

https://www.ted.com/talks/brene_brown_listening_to_shame?language=de

Mattieu Ricard - Glücksgewohnheiten

https://www.ted.com/talks/matthieu_ricard_on_the_habits_of_happiness?language=de

Kevin Briggs - Die Brücke zwischen Selbstmord und Leben (OmU)

https://www.ted.com/talks/kevin_briggs_the_bridge_between_suicide_and_life/transcript

David Steindl-Rast - Wenn du glücklich sein möchtest sei dankbar

https://www.ted.com/talks/david_steindl_rast_want_to_be_happy_be_grateful?language=de

Eve Eisler - Über das Glück von Leib und Seele

https://www.ted.com/talks/eve_ensler_on_happiness_in_body_and_soul?language=de

Mihaly Csikszentmihaly - Über "Flow"

https://www.ted.com/talks/mihaly_csikszentmihalyi_on_flow?language=de

Webseiten

Interessante Webseiten:

www.puja-bueche.net

www.esmewang.com engl.

www.gracequantock.com engl.

schizophrenie-netz.info

www.psychiatrie.de

http://www.kns.kompetenznetz-schizophrenie.info

http://www.bpe-online.de/verband/gruppen.htm. Ressourcen des Bundesverbandes Psychatrieerfahrener

Www.psychiatrie.de

Unter dem Stichwort Gemeindepsychiatrie finden sich Beratungsangebote

Und: BDP klinische Psychologie > Hilfe in Not

Www.bdp-klinische-psychologie.de/psychologie/hilfe.shtml

Finanzen

Ressourcen für ein kleines finanzielles Budget:

Tafel e.V. (Deutschlandweite kostenlose Essensausgabe)

https://www.tafel.de

Haushaltsplaner online

https://www.mymicrobalance.com

https://www.geldundhaushalt.de/online-planer/web-budgetplaner.html

Billige Preise für Produkte finden, Kostenlose Programme etc.

Geizkragen.com

Kulturtafel

Lübeck

https://kulturtafel-luebeck.de

Würzburg

https://kulturtafel4.wordpress.com

Erlangen

http://www.diakonie-erlangen.de/?id=653

Bamberg

http://www.kulturtafel-bamberg.de

Straubing

http://kulturtafel-straubing.de

Englischsprachige Ressourcen

Englischsprachige Ressourcen, die mich persönlich weiter gebracht haben

Glück

Gretchenrubin.com

Scham, Verletzlichkeit, Lebenszufriedenheit

Brenebrown.com

Spiritualität (östliche)

https://onbeing.org

https://www.tarabrach.com

http://wanderingstarrs.com

Hirnforschung / Glück

http://www.rickhanson.net

Lebenshilfe / (christliche)

https://www.facebook.com/AnneLamott/

Alkohol / problematisches Trinkverhalten

http://www.tiredofthinkingaboutdrinking.com

https://www.anonyme-alkoholiker.de deutsch

Inneres Wachstum

http://www.maraglatzel.com Selbstfürsorge, Selbstliebe

http://www.christytending.com Coaching Selbstfürsorge

https://zenhabits.net. Gute Gewohnheiten, Minimalismus, Zen

http://gettingthingsdone.com Aufgaben / Projekte gut erledigt kriegen

Gut leben mit chronischer Krankheit / Schizophrenie

www.esmewang.com

http://gracequantock.com

Laufen für Anfänger*innen, insbesondere Übergewichtige

http://www.jeffgalloway.com

http://fatgirlrunning-fatrunner.blogspot.de

http://www.runsforcookies.com

Minimalismus

https://unclutterer.com

http://www.theminimalists.com

Dank

Danksagungen:

Den Geburtshelfer*innen für dieses Buch danke ich ganz herzlich
Renate W. für ihren unerschütterlichen Glauben in mich
N. Lorbeer für das Begleiten auf dem Weg zurück zur Kreativität
Susanne Labitzke für das Erlernen der Technik
Leopold Bergmann für die guten Tips
Erika Bergmann für das liebe Entgegennehmen unzähliger, teilweise panischer, Anrufe
HannaH Rau fürs Lesen, Lachen und Schreiben in Lübeck
Harrie Tosch für die kreative Freundschaft
Ludovica Scarpa fürs Lesen und kommentieren
Tina Schönwald für die tollen Fotos
Gaby Schütz für die geduldige und fachkundige Hilfe bei allem Geschäftlichem

Vielen Dank an das wundervolle Team meines Verlags edition assemblage
Alma für das Lektorat und die Hilfe beim Schreiben in respektvoller Sprache
Willi für den Glauben an mein Manuskript und die gute Organisation
Carina für das tolle Design

Ohne diese zwei Menschen würde es mir noch immer schlecht gehen. Danke von ganzem Herzen
Renate W.
ShantiMayi

edition
assemblage